孕前优生健康检查服务
指导手册

组编 江苏省卫生健康发展研究中心

国家卫生健康委避孕药具警戒与生育力监测重点实验室

江苏省生育力保护与卫生技术评估重点实验室

主编 吴玉璘　姜志欣　林　宁　杨月华

东南大学出版社
SOUTHEAST UNIVERSITY PRESS
·南京·

内 容 简 介

国家免费孕前优生健康检查项目是政府提供的一项基本公共服务项目,旨在通过开展健康教育、孕前健康检查、妊娠风险评估和孕前咨询指导等服务,达到降低出生缺陷发生率、提高出生人口素质的目的。

本书主要围绕江苏省免费孕前优生健康检查工作的具体服务内容、规范要点及质量管理要求展开,全面覆盖孕前优生健康检查工作的全过程。内容涵盖健康教育、一般情况询问、既往史采集、体格检查、辅助检查、风险评估与咨询指导、随访服务以及信息管理等方面的基本要求和质量管理规范。同时,本书聚焦孕优工作者关注的热点问题,以八大风险因素为主线,系统阐述不同风险因素类别的评估方法、对妊娠的影响及相应的咨询指导策略,是一本适用于基层妇幼保健机构提升孕前优生健康检查服务水平的实用参考用书。

图书在版编目(CIP)数据

孕前优生健康检查服务指导手册 / 江苏省卫生健康
发展研究中心,国家卫生健康委避孕药具警戒与生育力监
测重点实验室,江苏省生育力保护与卫生技术评估重点实
验室组编;吴玉璘等主编. -- 南京:东南大学出版社,
2024. 12. -- ISBN 978-7-5766-1731-3

Ⅰ. R169. 1-62

中国国家版本馆 CIP 数据核字第 2025B8C429 号

责任编辑:张新建　责任校对:子雪莲　封面设计:王　玥　责任印制:周荣虎

孕前优生健康检查服务指导手册

组　　编:江苏省卫生健康发展研究中心
　　　　国家卫生健康委避孕药具警戒与生育力监测重点实验室
　　　　江苏省生育力保护与卫生技术评估重点实验室
主　　编:吴玉璘　姜志欣　林　宁　杨月华
出版发行:东南大学出版社
社　　址:南京市四牌楼 2 号　　邮编:210096
出 版 人:白云飞
网　　址:http://www.seupress.com
经　　销:全国各地新华书店
印　　刷:广东虎彩云印刷有限公司
开　　本:700 mm×1 000 mm　1/16
印　　张:12.75
字　　数:140 千字
版　　次:2024 年 12 月第 1 版
印　　次:2024 年 12 月第 1 次印刷
书　　号:ISBN 978-7-5766-1731-3
定　　价:60.00 元

本社图书若有印装质量问题,请直接与营销部联系。电话(传真):025-83791830

《孕前优生健康检查服务指导手册》
编 委 会

组编 江苏省卫生健康发展研究中心

国家卫生健康委避孕药具警戒与生育力监测重点实验室

江苏省生育力保护与卫生技术评估重点实验室

主编 吴玉璘　姜志欣　林　宁　杨月华

编委 庄咏梅　周定杰　徐晓燕　梁　爽

石　慧　李新艳　李孟兰　封　婕

黄丽丽　张瑞金　刘帅妹　周　青

校对 王　侠

前　言

　　生育一个健康且聪明的宝宝,是每一个家庭最深切的期望。国家免费孕前优生健康检查项目,作为一项基本公共卫生服务项目,其核心目的在于通过孕前健康教育、健康检查、风险评估及咨询指导等一系列服务,有效降低出生缺陷的发生率,全面提升出生人口的综合素质。自2010年起,我国正式启动了这一项目,致力于为计划怀孕的夫妇提供全方位、免费的孕前优生健康检查服务,作为婚前检查的重要延伸,该项目在保障母婴安全、预防出生缺陷方面扮演着不可或缺的角色。

　　孕前优生健康检查涵盖了19项免费服务内容,从优生健康教育、详细的病史询问、全面的体格检查,到实验室检查、影像学检查,再到风险评估、咨询指导、早孕及妊娠结局的跟踪随访等多个环节,无一不体现出对夫妇双方健康状况的细致关怀。建议夫妇在准备怀孕前3至6个月进行这项检查。借助孕前优生健康检查,能全面了解夫妇的健康状况,精准识别可能导致不良妊娠结局的各种风险因素,并据此提供个性化的优生咨询指导和科学合理的建议,采取必要的预防和干预措施,确保夫妇双方在最佳的身体状态下,于最适宜的时机受孕,为孕育一个健康的宝宝奠定坚实的基础。

　　本书基于江苏省长期且丰富的孕前优生健康检查工作实践,紧密围绕基层管理人员和技术人员普遍关注的热点问题,结合服务基本要求和项目质量管理标准,以八大风险因素为主线,系统而深入地阐述了风险因素的评估与指导方法,旨在为从事孕前优生健康检查服务的基层人员提供一本实用性强、指导性高的参考手册。

　　尽管我们力求内容的全面与准确,但书中难免存在不足之处,我们诚挚地邀请各位读者批评指正。我们将继续在实践中不断探索与完善,为推动孕前优生健康检查工作的规范实施贡献我们的力量,共同为每一个家庭的幸福与未来保驾护航。

目　录

第一章

孕前优生健康检查基本要求

第一节　服务机构要求

1　机构资质

县(区)级卫生健康行政部门负责指定当地孕前优生健康检查定点服务机构。承担孕前优生健康检查工作的医疗机构,须取得《母婴保健技术服务执业许可证》和《医疗机构执业许可证》。

2　科室设置及设备要求

2.1　临床科室

2.1.1　从事孕前优生健康检查的服务机构应设置健康教育室、女性检查室、男性检查室、超声检查室和咨询指导室。

2.1.2　女性检查室、男性检查室应分隔为接诊区和检查区。检查室应宽敞温暖、采光通风良好,有屏风或遮挡帘。

2.1.3　各科室应配备开展孕前优生健康检查临床技术服务必

需的基本设备和设施,如听诊器、血压计、体重计、检查床、超声检查仪、洗手池、污物桶和消毒物品等。

2.1.4　各科室应布局合理,符合消毒隔离要求,防止交叉感染。服务环境应整洁、安静、温馨,引导标识清晰,方便群众,有利于保护服务对象的隐私。

2.1.5　应配备电脑、打印机和妇幼专网设备等,并确保其正常运行。

2.2　实验室

2.2.1　建立与孕前优生健康检查实验室工作相适应的专业结构,包括临床血常规检验、生化检验、免疫检验等。

2.2.2　重视实验室生物安全,按照《病原微生物实验室生物安全管理条例》《生物安全实验室建筑技术规范》(GB 50346—2011)、《病原微生物实验室生物安全通用准则》(WS 233—2017)设定实验室环境、空间、流程。合理设置清洁区、半污染区和污染区。

2.2.3　实验室应有充分合理的空间、良好的照明、空调及湿度维持设备,安全防护与急救设施及相关工作安全标识。

2.2.4　实验室应配备孕前优生健康检查所需的仪器及设备,包括血细胞分析仪、尿液分析仪、生化分析仪、化学发光仪、酶标仪、洗板机、显微镜、冰箱、离心机和移液器等。

2.2.5　办公区应配备适宜的生活设施,包括休息、更衣等场所和设施,并与实验区相对区分。

2.2.6　实验室需要建立和使用计算机信息管理系统,并且采取措施保证数据安全、保护服务对象隐私。

第二节   人 员 要 求

1   机构人员配置

1.1   根据实际需要,配备足够数量、符合要求的男、女孕前优生健康检查医师、护士,风险评估和咨询指导人员,健康教育、早孕和妊娠结局追踪随访人员。

1.2   实验室人员的配备和岗位设置应满足从标本接收到报告发出的整个过程及其支持保障等需求。至少配备 2 名具有检验专业资质的专职技术人员。

1.3   根据实际需要,配备足够数量的信息录入员进行孕前优生健康检查信息录入、报表填报和信息质量管理。

2   机构人员资质

2.1   从事健康教育的人员应为接受过相关业务培训的医护人员。

2.2   从事病史询问、体格检查、超声检查和咨询指导的人员,须具备专业资质,并由县级及以上卫生健康行政部门或其委托的机构培训且考核合格。

2.3   从事孕前优生健康检查风险评估、风险人群优生咨询指导的人员必须取得相应专科主治医师及以上技术职称,并须接受省级及以上卫生健康行政部门或其委托的机构专项培训,且考核合格。

2.4 临床实验室专业技术人员应当具有相应的专业和资质，须接受省级及以上卫生健康行政部门或其委托的机构培训并考核合格。

2.5 早孕及妊娠结局追踪随访人员应熟悉孕前优生健康检查工作管理要求、服务内容和服务流程。

2.6 信息录入员需熟悉孕前优生健康检查工作管理要求、服务内容和服务流程，工作认真负责，能熟练操作计算机。

3 服务对象要求

3.1 符合生育政策并计划怀孕的夫妇双方持身份证、结婚证到任何一方户籍地辖区承担免费孕前优生健康检查的妇幼保健机构或其他医疗机构接受检查。

3.2 流动人口（在本地居住半年以上）可持暂住证、身份证、结婚证到居住地辖区承担免费孕前优生健康检查的妇幼保健机构或其他医疗机构接受检查。

3.3 服务对象每孩次享受一次免费孕前优生健康检查。

3.4 检查前准备

3.4.1 检查前三天注意饮食清淡，24 h内不宜饮酒。

3.4.2 检查前一天正常休息，避免过度劳累。

3.4.3 检查前一天20时后禁食，22时后禁饮。

3.4.4 女方避开月经期，检查前三天内避免同房或阴道用药。

3.4.5 行经腹部超声检查者，应适当憋尿，保持膀胱充盈。

第三节　服务内容

1　优生健康教育

通过多种方式向计划怀孕夫妇宣传优生科学知识,增强出生缺陷预防意识,树立"健康饮食、健康行为、健康环境、健康父母、健康婴儿"的预防观念。与计划怀孕夫妇充分沟通,了解需求,积极引导夫妇接受知识、转变态度、改变行为,共同接受孕前优生健康检查,做好孕前准备。

2　知情同意

遵循知情自愿原则,详细介绍孕前服务流程和服务内容,让计划怀孕夫妇充分了解孕前优生健康检查的意义。计划怀孕夫妇可以接受病史询问、体格检查、临床实验室检查、影像学检查、风险评估以及咨询指导等孕前优生健康检查。在充分知情基础上,征得夫妇双方同意后签订《免费孕前优生健康检查知情同意书》。

3　基础信息

仔细询问并记录夫妇双方的基本信息,包括姓名、民族、身份证号码、年龄或出生日期、教育水平、职业、户口地址、目前居住地址、结婚时间和联系电话等。特别需要准确记录户口地址、目前居住地址,包括省、市、县(区)、街道、村组或社区,以及夫妇双方的电话号码。

4 病史询问和健康检查(妻子)

4.1 病史询问

4.1.1 了解是否患有或曾经患过贫血、高血压、心脏病、糖尿病等疾病、是否患有出生缺陷(先天畸形、遗传病等)、是否患有妇科疾病(子宫附件炎症、不孕不育症等)。

4.1.2 了解目前用药情况。

4.1.3 了解孕育史。重点询问月经情况(初潮年龄、末次月经、月经周期、经期、经量等),是否曾经怀孕,是否有不良妊娠结局(死胎死产、流产等),是否分娩过出生缺陷儿(畸形儿、遗传性疾病、唐氏综合征等),现有子女数及子女身体状况。

4.1.4 了解家族史。询问夫妻是否近亲结婚,父母两代家族内是否有近亲结婚史,家族成员中是否有人患有遗传性疾病、新生儿或婴幼儿死亡、出生缺陷等。

4.1.5 了解饮食营养、生活习惯、环境毒害物接触情况。

4.1.6 了解社会心理情况。

4.2 体格检查

按常规操作完成女方体格检查。包括常规体检,如身高、体重、血压、心率等测量,甲状腺触诊、心肺听诊、肝脏和脾脏触诊、四肢脊柱检查及女性生殖系统检查。

4.3 实验室检查

完成阴道分泌物检查、淋球菌检测、沙眼衣原体检测、血液常规检查、尿液常规检查、血型鉴定、肝肾功能检查(血清谷丙转氨酶、血清肌酐测定)、血清葡萄糖测定、乙型肝炎病毒血清学检查(乙肝两对半)、甲状腺功能检查(TSH 检测)、梅毒血清学筛查、TORCH 血清学筛查。

4.4 影像学检查

完成妇科超声检查,主要检查子宫和附件形态、大小、内部回声、位置及毗邻关系等。

其他检查如胸部 X 线、地中海贫血等遗传性疾病筛查、染色体核型等特殊检查,各地根据需要自行确定。

5 病史询问和健康检查(丈夫)

5.1 病史询问

5.1.1 了解是否患有或患过贫血、高血压、心脏病、糖尿病等疾病,是否患有出生缺陷(先天畸形、遗传病等),是否有男科疾病(睾丸炎、附睾炎、精索静脉曲张、不育症等)。

5.1.2 了解目前用药情况。

5.1.3 了解家族史,询问祖父母/外祖父母、父母两代家族内是否有近亲结婚史、家族成员中是否有人患有遗传性疾病、新生儿或婴幼儿死亡、出生缺陷等。

5.1.4 了解饮食营养、生活习惯、环境毒害物接触情况。

5.1.5 了解社会心理情况。

5.2 体格检查

按常规操作完成男方体格检查。包括常规体检,如身高、体重、血压、心率等测量,甲状腺触诊、心肺听诊、肝脏和脾脏触诊、四肢脊柱检查及男性生殖系统检查。

5.3　实验室检查

完成尿液常规检查、血型鉴定、肝肾功能检查（血清谷丙转氨酶、血清肌酐测定）、乙型肝炎病毒血清学检查（乙肝两对半）、梅毒血清学筛查。

其他检查，如胸部 X 线、精液检查、地中海贫血等遗传性疾病筛查、染色体核型等特殊检查，各地根据需要自行确定。

6　风险评估

综合分析所获得的计划怀孕夫妇双方的病史询问、体格检查、临床实验室检查、影像学检查结果，识别和评估夫妇自身和周围环境中存在的可能导致出生缺陷等不良妊娠结局的遗传、环境、心理和行为等方面的风险因素。依据风险评估结果，将计划怀孕夫妇分为一般人群和风险人群。

一般人群：指经评估未发现可能导致出生缺陷等不良妊娠结局风险因素的计划怀孕夫妇。

风险人群：指经评估发现一个或多个方面有异常的计划怀孕夫妇。

7　咨询指导

完成健康检查和风险评估后，及时将检查结果和评估结果告知计划怀孕夫妇，为其提供循证的、系统完整的、有针对性的孕前优生咨询和健康指导。

8　早孕追踪随访

对所有接受孕前优生健康检查的妇女,应及时准确了解怀孕信息,在怀孕 12 周内进行早孕随访,并做相应记录,随访内容包括:询问末次月经日期、尿妊娠试验、B 超检查结果,确定是否为宫内妊娠;了解夫妇孕前优生健康检查各项干预措施落实情况;告知孕期注意事项,给予必要的健康指导,建议定期接受孕期保健。

9　妊娠结局追踪随访

对所有接受孕前优生健康检查并妊娠的妇女,应及时准确了解孕妇妊娠结局,收集出生缺陷等不良妊娠结局相关信息,在分娩后6 周内或其他妊娠结局结束后 2 周内,由专人负责随访,并作相应记录。妊娠结局包括流产、引产、死胎死产、早产、正常活产、低出生体重、出生缺陷等。

第四节　服 务 要 求

1　优生健康教育

优生健康教育是做好孕前优生健康检查工作的重要环节。通过优生健康教育,提高计划怀孕夫妇对孕前优生健康检查重要性的认识,帮助其掌握优生科学知识和技能,告知如何获取服务,促进健康孕育。服务机构应采取多种形式来开展优生健康教育工作。

1.1 教育形式

1.1.1 设置优生健康教育宣传栏；

1.1.2 提供优生健康教育资料；

1.1.3 播放优生健康教育音像制品；

1.1.4 举办优生健康教育知识讲座；

1.1.5 组织优生健康教育知识问答；

1.1.6 开展公众咨询活动。

1.2 教育内容

优生健康教育内容应包括孕前优生健康检查的主要目的及内容；实行计划妊娠的重要性和基本方法，以及孕前准备相关事项；与孕育有关的心理、生理基本知识；不良生活行为习惯、药物、环境、疾病等因素对孕育的影响和预防措施等。

2 病史采集

通过恰当的问诊方法和技巧，全面、准确、系统地采集病史并记录。其基本要求包括：

2.1 从事病史询问的医生应理解相关医学术语的准确含义，避免询问和记录时出现理解性的错误；同时需具备良好的职业道德，耐心倾听服务对象陈述，并注意保护服务对象隐私。

2.2 以优生为主线询问记录，了解计划怀孕夫妇和双方家庭成员的健康状况，重点询问与优生有关的疾病史、用药史、孕育史、家族史、饮食营养、生活习惯、环境毒害物接触、社会心理因素等。

2.3 询问疾病史时，要重点核实疾病的诊断依据以及诊治经过。如果没有可靠的诊断依据,不应盲目记录。

2.4 询问用药史时,要重点了解药品名称、开始用药时间及持续时间、是否注射疫苗、疫苗名称、注射时间等。

2.5 询问避孕史时,要重点了解曾经采取过哪些避孕措施、使用时间、现在是否终止使用、停用时间、使用期间是否有不良反应/不良事件以及相应的处理措施等。

2.6 询问孕育史时,要重点了解妊娠次数,有无自然流产或人工流产、死胎死产,是否分娩过出生缺陷儿等情况。

2.7 询问家族史时,要重点了解是否近亲结婚,家族中有无特殊疾病患者。

2.8 询问吸烟史时,要重点了解吸烟种类、吸烟量、吸烟时间以及被动吸烟情况等。

2.9 询问饮酒史时,要重点了解饮酒种类、饮酒量及频率等。

2.10 询问吸毒史时,要重点了解毒品种类、吸食剂量、吸食时间及持续时间等。

2.11 询问环境毒害物接触史时,要重点了解服务对象的工作性质、接触毒害物种类、接触时间等;牙龈是否出血,若存在,是偶尔还是经常,身上有无青紫斑等。

2.12 询问社会心理压力时,要重点了解是否感到生活/工作压力,与亲友、同事的关系是否紧张,是否感到经济压力(如为肯定回答,还应询问压力程度),以及是否做好怀孕准备等。

3 一般体格检查

一般体格检查是进行风险评估的主要依据,需要对服务对象的身体和精神状态全面地了解、检查和分析。完成夫妇双方体格检查并完整准确记录,主要包括身高、体重、血压、心率等测量以及甲状腺触诊、心肺听诊、肝脏和脾脏触诊、四肢脊柱检查等。

3.1 做好体格检查前的准备工作,确保所用物品齐备。

3.2 从事体格检查的医生应仪表端庄、医容整洁、态度和蔼、作风正派。

3.3 检查时一般站于受检者的右侧,手法正确、熟练、轻柔,检查时进行适当的说明和安抚,尽量使受检者感觉舒适,以取得受检者的理解和配合。

3.4 体格检查一般应按照一定的顺序进行,既要重点突出,又要全面,避免遗漏和反复翻动受检者。如果发现异常体征,应做重点检查,必要时在受检者知情同意后增加特殊检查项目,以便为确诊提供依据。

3.5 体检应实事求是,不得弄虚作假。注意保护受检者隐私,对个人信息严格保密。

3.6 体检相关信息应及时且客观记录,记录中要填写检查医生的全名并注明检查的具体日期。

4 女性生殖系统检查

女性生殖系统检查可以了解服务对象生殖健康状况,如发现生殖系统的相关疾病能够尽早干预,提高其健康状况,为妊娠提供更有利的环境。完成女性乳房检查和妇科检查,并完整准确记录,主要包括:第二性征(阴毛、乳房)、妇科检查(外阴、阴道、分泌物、宫颈、子宫大小、活动度、包块和双侧附件)及其他。

4.1 乳房检查

4.1.1 受检者采用端坐或仰卧位作乳房检查,充分暴露两侧乳房。

4.1.2 检查者采用手指掌面触诊,循序对乳房外上(包括腋尾部)、外下、内下、内上各象限及中央区作全面检查,继而触按乳晕部,轻挤乳头查看有无溢液。

4.1.3 受检者采用直立位上肢外展接受腋窝淋巴结检查。检查者面向受检者,以右手触其左腋窝,左手触其右腋窝,深入受检者腋顶部,手指掌面压向胸壁,然后嘱其放松上肢,搁置在检查者的前臂上,用轻柔的动作自腋顶部从上而下扪查腋顶部淋巴结,然后将手指掌面转向腋窝前壁,扪查胸大肌深面淋巴结。检查者站在受检者背后,扪查背阔肌前内淋巴结。最后检查锁骨下及锁骨上淋巴结。

4.2 妇科检查

4.2.1 检查前

4.2.1.1 做好检查设备、所需耗材的准备。

4.2.1.2 告知受检者妇科检查的目的、方法和可能引起的不适,以消除其顾虑。

4.2.1.3 嘱受检者检查前排空膀胱。

4.2.1.4 与受检者进行简短沟通,确认受检者有性生活史,了解其月经、生育情况,有无采取避孕措施及具体措施情况。

4.2.2 检查时

4.2.2.1 关心体贴受检者,做到态度和蔼、语言亲切、检查仔细、动作轻柔。男医生进行妇科检查时,应有一名女性助手在场。

4.2.2.2 检查者面向受检者,受检者取膀胱截石位,臀部置于台缘,头部略抬高,两手平放于身边,以使腹肌松弛。

4.2.2.3 检查所用臀垫,应一人一换,一次性使用,以避免交叉感染。

4.2.2.4 对无性生活者,禁做阴道窥器检查及双合诊检查,应行直肠-腹部诊。

4.2.2.5 对疑有盆腔内病变的腹壁肥厚或高度紧张的受检者,若双合诊检查不能清楚了解子宫及附件情况时,应行超声检查。

4.2.2.6 如实记录相关信息。记录中要填写检查医生的全名,并注明检查的具体日期。

4.2.2.7 注意保护受检者隐私,对其个人信息严格保密。

5 男性生殖系统检查

男性生殖系统检查是男性健康管理的重要组成部分,它不仅有助于及早发现和治疗男性特有的健康问题,还对维护家庭和谐、促进生殖健康具有重要意义。主要通过视诊和触诊来检查男性生殖系统器官,以判断是否存在急慢性炎症、畸形、发育异常、精索静脉曲张等情况。

5.1 第二性征检查

检查第二性征(如喉结、毛发等)发育情况。

乳腺检查:正常男性乳腺不发育。男性乳腺检查主要检查有无异常发育、乳腺肿块或异常分泌物。

体毛分布:观察男性体毛的分布情况,包括腋毛、阴毛和胡须等,评估体内激素水平。

喉结检查:随着青春期声带和喉结的生长,声带变粗,喉结变大,使得喉部结构更加明显。

5.2 男科检查

5.2.1 检查前

5.2.1.1 要求受检者清洁外生殖器。

5.2.1.2 告知受检者检查可能引起不适,不必紧张并尽可能放松身体。

5.2.1.3 准备好一次性手套、棉拭子、睾丸容积测定器等物品。

5.2.2 检查时

5.2.2.1 医师应关心体贴受检者,做到态度和蔼、语言亲切、检查仔细、动作轻柔。

5.2.2.2 外生殖器检查应在自然光下进行,视诊与触诊相结合。受检者正常站立,面对检查者,双下肢外展,暴露下腹部、腹股沟及全部外生殖器。

5.2.2.3 如实记录相关信息。记录中要填写检查医生的全名,并注明检查的具体日期。

5.2.2.4 注意保护受检者隐私,对其个人信息严格保密。

6 临床实验室检查

6.1 实验室检查项目及方法

针对计划怀孕夫妇开展的免费孕前优生健康检查实验室检查项目及常用方法见表1-1。

表 1-1　实验室检查项目及常用方法

序号	检查项目		妻子	丈夫	检查方法
1	血液常规检查(血红蛋白、红细胞、白细胞及分类、血小板)		√		血细胞分析仪
2	尿液常规检查		√	√	干化学尿液分析仪
3	生殖道分泌物检查	白带常规	√		湿片法,显微镜
		沙眼衣原体抗体检测			免疫层析法/酶联免疫吸附试验/核酸检测
		淋球菌检测			免疫层析法/分泌物涂片法/培养法
4	血型(包括 ABO 血型和 Rh 血型)		√	√	玻片法/盐水介质法/微柱凝胶法
5	血清葡萄糖测定		√		生化分析仪
6	肝功能检查(谷丙转氨酶)		√	√	
7	肾功能检查(肌酐)		√	√	
8	甲状腺功能检查(促甲状腺激素)		√		化学发光法等
9	乙肝五项检查		√	√	酶联免疫吸附试验/化学发光法等
10	梅毒血清学筛查		√	√	特异性/非特异性抗体检测方法
11	风疹病毒 IgG 抗体测定		√		酶联免疫吸附试验/化学发光法等
12	巨细胞病毒 IgG 和 IgM 抗体测定		√		
13	弓形体 IgG 和 IgM 抗体测定		√		

6.2 仪器、试剂、耗材要求

6.2.1 仪器设备

使用的仪器应符合国家相关标准。仪器、设备的生产商和供应商应具有国家法律法规所规定的相应资质,并能够从市场上获得充足的仪器所需耗材。建立和实施实验室仪器设备管理制度,规范仪器设备的购买、使用、维护、报废等流程。

6.2.2 试剂耗材

建立和实施实验室检查试剂与实验耗材管理制度,包括试剂与耗材的生产商和供应商资质评估,试剂与耗材的评估、选购、使用、保存以及库存管理。试剂与耗材的生产商和供应商应具有相应的资质;试剂的库存管理包括试剂的储存条件和库存量的监控;试剂应在有效期内使用。

6.2.3 危化品

实验室所涉及危化品,应严格按照相关规定进行购买、使用、保存和销毁。

实验室应严格按照仪器设备、试剂耗材管理制度实施,实验室管理人员需定期查看实验室仪器设备、试剂、耗材的购买、使用、存储以及管理等相关台账;检查试剂、耗材是否在保质期内。

6.3 标本管理

6.3.1 标本采集管理

6.3.1.1 标本采集的一般要求

检验申请单中应有受检者的基本信息,包括姓名、性别和年龄,注明标本类型和检验项目的具体名称。标本应及时送检。所有接收的标本应当具有唯一标识,同时记录标本名称、标本接收的日期和时间、接收人员等。

6.3.1.2　血液标本采集

静脉血液标本采集须遵循 WS/T 661 的要求。血清、血浆标本的分离须符合 WS/T 225 的要求。

采血应尽量安排在上午 9 时前空腹进行。采血前,须确认受检者身份与准备情况。采血过程中注意避免标本溶血。采血后采血针弃入锐器盒中,如使用注射器,针头不宜重新套上保护鞘,不宜弯曲、折断、剪断针头。静脉血液标本采集后宜在 2 h 内完成送检及离心分离血浆/血清(全血标本除外)。需要特殊条件保存运送的检测项目按照要求进行保存和运送。

6.3.1.3　尿液常规检查的标本采集

尿液标本的采集要求遵循 WS/T 348 的要求,对于自行采集尿液标本的,应向其介绍采集标本的正确方法及相关注意事项。采集标本时,女性应避免阴道分泌物和经血污染尿液,男性应避免混入前列腺液和精液。一次性尿杯要洁净、干燥、防渗漏,材料与尿液成分不发生化学反应。标本宜在采集后 2 h 内完成检测。

6.3.1.4　生殖道分泌物标本采集

生殖道分泌物标本由临床医师采集。

(1)阴道分泌物标本采集

阴道分泌物采集应避开月经期。检查前 24 h 内禁止盆浴、性交、局部用药及阴道灌洗等。应根据检查目的采集阴道后穹隆或阴道侧壁分泌物,室温条件下标本尽快送检,寒冷季节应注意标本保温。标本采集容器和器材应清洁干燥,不含任何化学药品或润滑剂。

（2）淋球菌检查标本采集

淋球菌检查标本，用无菌棉拭子插入女性宫颈约 3 cm 深处取样送检，要避免阴道分泌物污染棉拭子。对于不能及时送检的标本应常温保存，不能冷藏。

（3）沙眼衣原体检查标本采集

用一支棉拭子或棉球去除外宫颈（子宫颈阴道部）处多余的黏液，然后丢弃。另用一支棉拭子深入子宫颈内滚动 10～30 s。将棉拭子放回转移试管。带标本的棉拭子可在常温下送检，不应使用转移载体。如标本不在 1 d 内接受检测，应冷藏保存，不要冷冻。

6.3.2　检验后标本保存与处理

6.3.2.1　检验后标本保存

检验后标本临时保存时应加盖，并注明日期分区保存，保存时间可根据实验室空间、设施、需求及分析物稳定性而定。

6.3.2.2　检验后标本处理

所有检验后标本一律视为有传染性的生物污染源，应根据《医疗废物管理条例》及《医疗卫生机构医疗废物管理办法》妥善处理。

6.4　检验报告发放

6.4.1　检验报告签发、审核制度

检验报告单发出前，除主要操作人员签字外，还应有另一高年资检验人员审核并签名。实习人员不得单独签发检验结果报告单。

6.4.2 异常检验结果的复核或复查制度

结果异常时,应复查送检标本,并考虑是否另行采集标本复查,或与临床医师联系;必要时查阅病历、查询被检查者情况。同时还应检查当天检测系统的可靠性。

6.4.3 危急值报告制度

危急值指的是某些检验结果过高或过低,可能危及受检查者生命的检验数值。出现危急值时必须立即报告临床医师,避免贻误诊治。

6.4.4 隐私权

原则上所有检验结果都属于该被检查者隐私权的一部分,未取得本人同意,不得公开。

7 妇科超声检查

妇科超声检查通常用来确定子宫、卵巢、输卵管、阴道等部位的大小、形态、结构、位置以及有无异常。检查方式有经腹壁、经阴道、经直肠及经会阴4种,临床常用的方式为前2种。

7.1 检查前

7.1.1 从事妇科超声检查的医生应认真核对受检者相关信息,进行必要的病史询问,向受检者介绍超声检查过程及注意事项。

7.1.2 如果由男医师检查操作,应有一名女性医务人员或受检者的家属在场。

7.2 检查时

7.2.1 经腹部超声检查时受检者需膀胱适度充盈;经阴道超

声检查时需排空膀胱;经直肠超声检查时需排空大便;经会阴超声检查时无需做特殊准备。需要注意的是,有过性生活的女性才能接受阴道超声检查。受检者根据需要取仰卧位或膀胱截石位,检查者位于受检者的右侧。

7.2.2　经阴道超声检查时探头插入阴道前需套上安全套或专用的一次性探头套。检查后使用过的安全套或探头套应予以集中存放并适当处置;探头用抗菌液定期擦拭清洁。

7.2.3　在使用 B 超探头进行检查时,需要在受检者的腹部或阴道部位涂抹适量的耦合剂,并进行适度的按压,必要时还应要求受检者做出一些特定的动作或改变体位,以确保探头与皮肤表面紧密接触,便于获取更清晰的图像。

7.3　检查后

留存阳性及必要的阴性声像图作为诊断依据,如实记录检查结果。报告书写应按检查顺序将所观察内容和测量数据记录在报告中,对所见阳性部分应重点描述,结合临床资料作出超声提示,填写检查医生的全名及检查日期。

8　风险评估

风险评估是孕前优生健康检查的核心环节,需要在全面分析前期收集信息的基础上综合判断,风险评估的准确与否会影响后续干预指导的质量和效果。

8.1　负责风险评估的医生应根据夫妇双方一般情况、病史、体格检查、实验室检查、影像学检查等结果进行综合分析,将受检夫妇分为一般人群和风险人群,并填写夫妇双方评估结果。

8.2 负责风险评估的医生可按风险因素的可控程度进行人群分类,将风险人群分为 A、B、C、D、X 和 U 类。此种分类是为了更准确地进行评估判断,从而为受检夫妇提供科学合理的、更具个性化和针对性的咨询指导建议和干预措施,无需填写分类结果。

8.3 负责风险评估的医生须将风险人群中所暴露的风险因素进行归类,包括营养风险因素、遗传风险因素、慢病风险因素、感染风险因素、生殖风险因素、环境风险因素、行为风险因素、社会心理风险因素,并按规定填报。

8.4 负责风险评估的医生须在 7~10 个工作日内完成风险评估,并及时反馈结果。

8.5 对于发现一个及以上风险因素的计划怀孕夫妇,应按实际填写,确保风险因素评估分类完整准确。

8.6 对于仅一方接受检查评估的计划怀孕夫妇,建议另一方尽快前来接受孕前优生健康检查。

8.7 对于根据现有检查结果不能明确诊断进行风险分类的受检者,应进一步完善检查后进行风险评估及风险因素分类。

9 咨询指导

9.1 基本要求

9.1.1 负责咨询指导的医生应根据健康检查、风险评估结果开展咨询指导,确保提出具有针对性、可行性的优生指导建议,并完整记录。

9.1.2 对于未发现风险因素的计划怀孕夫妇,建议定期接受健康教育与指导。

9.1.3 对于发现风险因素的计划怀孕夫妇,提供一对一优生咨询指导,必要时建议暂缓怀孕或转诊。

9.1.4 对于发现一个及以上风险因素的计划怀孕夫妇,要确保咨询指导建议科学适用,告知完全。

9.1.5 对于仅一方接受检查评估的计划怀孕夫妇,建议另一方尽快前来接受孕前优生健康检查。

9.1.6 在基本信息和病史收集阶段,获知体格检查、临床实验室检查、妇科超声检查等结果时,应及时针对已发现的风险因素,对计划怀孕夫妇进行指导和干预,不必等待所有检查项目完成。

9.1.7 告知服务对象怀孕后主动联系服务机构接受早孕指导和随访。

9.2 指导原则

应遵循普遍性指导和个性化指导相结合的原则,为夫妇提供针对性的孕前优生咨询和健康指导。

9.2.1 普遍性指导

对风险评估未发现异常的计划怀孕夫妇,即一般人群,告知可以准备怀孕,并给予普遍性健康指导。指导内容包括:

● 制订妊娠计划。建议有准备、有计划的妊娠,适龄生育;

● 合理营养。平衡膳食,适当增加肉、蛋、奶、蔬菜、水果摄入量,保证营养均衡,根据情况科学地补充营养素及微量元素;

● 积极预防慢性疾病和感染性疾病;

● 谨慎用药,备孕期间尽量避免使用药物;

● 避免接触生活及职业环境中的有毒有害物质(如放射线、高温、铅、汞、苯、甲醛、农药等),避免密切接触家畜;

● 保持健康的生活行为方式;

● 保持心理健康;

● 告知早孕征象和孕早期保健要点;

● 告知妇女可在妊娠 12 周内、分娩后 6 周内或其他妊娠结局结束后 2 周内,联系服务机构接受随访和指导;

● 告知若接受孕前优生健康检查 6 个月或更长时间后仍未怀孕,夫妇双方应共同接受进一步咨询、检查和治疗。

9.2.2 个性化咨询指导

对计划怀孕的风险夫妇,应进行一对一咨询,提供个性化指导。除普遍性指导外,还应告知其存在的风险因素及危害,必要时建议暂缓怀孕或转诊。指导内容包括:

● 改变不良生活习惯,戒除毒、麻药品,改变吸烟、饮酒行为,调整饮食结构,适当运动;

● 脱离接触物理、化学等有毒有害物质(如放射线、高温、铅、汞、苯、农药等)的工作及生活环境,远离家畜、宠物;

● 接受心理咨询和辅导,缓解精神压力,消除不良情绪;

● 对于特定病毒易感人群,指导接种风疹、乙肝等疫苗;

● 及时治疗和控制慢性疾病、感染性疾病;

● 合理调整药物,病情需要时避免使用可能影响胎儿正常发育的药物;

● 对于有高遗传风险的夫妇,指导接受遗传咨询、产前筛查和诊断;

- 必要时接受进一步检查、治疗和转诊。

10 早孕和妊娠结局随访

10.1 早孕随访

10.1.1 早孕随访对象

辖区内所有接受国家免费孕前优生健康检查的对象。

10.1.2 早孕随访时间

对接受国家免费孕前优生健康检查的妇女应及时准确了解怀孕信息，在怀孕 12 周内进行早孕随访。第一次随访日期应距接受检查之日 3 个月内。

如随访对象确认已怀孕，要逐项填写早孕随访记录。已确诊早孕者，可将检查结果转录，无需重复检查。

如随访对象未孕，则间隔一定时间（应不长于 3 个月）再次随访，确认已怀孕者填写早孕随访记录。对于初次随访时未能联系上的参检对象，应持续进行随访。

10.1.3 早孕随访方式

随访方式包括入户随访、门诊随访和电话随访。

10.1.4 早孕随访内容

10.1.4.1 了解是否怀孕。未孕的一般人群，告知其要遵循良好的生活习惯，及时补充叶酸，怀孕后及时告知随访人员。

10.1.4.2 未孕的风险人群，了解夫妇各项孕前检查干预措施落实情况。

10.1.4.3 怀孕者，询问其确诊早孕的机构、末次月经日期、尿妊娠试验结果、超声检查结果等情况；了解其叶酸服用情况、生活习惯、停经后是否接触有害因素、是否有阴道流血等情况或其他疾病以及是否用过药物。

10.1.4.4 告知孕期注意事项,建议接受孕期保健,有情况随诊。

10.1.4.5 怀孕的风险人群,了解夫妇各项干预措施落实情况,开展个性化的孕期保健指导,指导其接受产前筛查和产前诊断。

10.1.5 早孕随访信息录入

及时、准确记录早孕随访内容、结果。

10.2 妊娠结局随访

10.2.1 妊娠结局随访对象

辖区内所有接受国家免费孕前优生健康检查并妊娠的妇女。

10.2.2 妊娠结局随访时间

所有接受孕前优生健康检查并妊娠的妇女,分娩后6周内或其他妊娠结局结束后2周内,由专人负责随访,记录孕妇妊娠结局,收集出生缺陷等不良妊娠结局相关信息。

10.2.3 随访方式

随访方式包括入户随访、门诊随访和电话随访,可结合产后42 d访视进行随访。

10.2.4 妊娠结局随访内容

10.2.4.1 妊娠结局情况

包括正常活产、早产、低出生体重、出生缺陷、自然流产、人工流产、治疗性引产、异位妊娠以及死胎死产等。

10.2.4.2　胎/婴儿情况

包括胎/婴儿的性别、出生体重、是否为多胞胎、分娩日期、分娩孕周、分娩地点、分娩方式以及分娩机构等。

10.2.4.3　婴儿 42 d 内存活状况

包括非活产、存活、出生后 7 d 内死亡、出生后 8～28 d 内死亡以及出生 28 d 后死亡等。

10.2.4.4　告知产后保健和新生儿保健注意事项,并指导夫妇落实避孕措施。

10.2.5　妊娠结局随访记录

10.2.5.1　随访到已分娩或终止妊娠的对象,要填报妊娠结局。可依据《出生医学证明》《医学诊断证明书》等医疗文书填写。

10.2.5.2　随访时如发现有出生缺陷胎/婴儿,应进行出生缺陷儿登记,可从医疗机构转录。

10.2.6　妊娠结局随访信息录入

10.2.6.1　已分娩对象的信息录入

及时记录随访内容,如有出生缺陷需填写《出生缺陷儿登记表》。

10.2.6.2　其他妊娠结局对象的信息录入

及时记录随访内容,如有因出生缺陷而终止妊娠,还需填写《出生缺陷儿登记表》。

11　数据填报

11.1　孕前优生健康检查信息填报

为实现孕前优生健康检查的家庭档案资料电子化管理保存,

保证孕前优生健康检查数据的质量,江苏省根据国家免费孕前优生健康检查项目规范要求,结合孕前优生健康检查的实际服务流程,以《孕前优生健康检查技术服务记录册》为模板,开发"江苏省妇幼健康信息系统——婚前孕前检查"模块。孕前优生健康检查信息可以通过人工录入、数据上传等方式保存至江苏省妇幼健康信息系统。

11.1.1　及时记录计划怀孕夫妇孕前优生健康检查的各项信息。记录内容应包括夫妇双方基础信息、一般情况、体格检查、临床检验、妇科 B 超、风险评估、咨询指导、早孕随访和妊娠结局随访等信息。

11.1.2　数据应真实、完整、准确、符合逻辑关系,无错漏。

11.2　孕前优生健康检查项目报表填报

参照卫生健康行业信息化标准《妇女保健基本数据集第 8 部分:孕前优生健康检查》(编号 WS 377.8—2020),将孕前优生健康检查项目及其信息管理纳入江苏省妇幼健康信息系统建设规划,推进信息资源互联共享、业务工作高效协同。

11.2.1　报表要求

报表的统计时间为当年 1 月 1 日至 12 月 31 日,由县级妇幼保健机构上报,市级妇幼保健机构审核,省级妇幼保健机构审核汇总并上报至国家卫生健康委员会。市级上报时间为次年的 2 月 10 日前完成上一年度报表报送,省级于 2 月 15 日前完成全省的孕前优生检查信息审核汇总上报工作,见表1-2。

表 1-2　妇幼健康公共卫生服务情况年报表

表号：卫健统 74 表

报表日期：　　　　　　　　　　制表机关：国家卫生健康委

批准机关：国家统计局

江苏省卫生健康委员会　　　　　批准文号：国统制〔2021〕95 号

地区名称	孕产优生检查情况											增补叶酸预防神经管缺陷情况
	年度计划怀孕夫妇对数	孕前优生检查总人数	评估出的具有风险因素的人数	其中								
				营养风险因素人数	遗传风险因素人数	慢病风险因素人数	感染风险因素人数	生殖风险因素人数	环境风险因素人数	行为风险因素人数	社会心理风险因素人数	叶酸免费发放人数
	H1	H2	H3	H31	H32	H33	H34	H35	H36	H37	H38	H4

填表人签名：　　　　　　　　签名日期：

填报单位负责人签名：　　　　签名日期：　　　　　填报单位(盖章)：

卫生行政部门审核人签名：　　审核日期：　　　　　行政部门(盖章)：

11.2.2　报表内容

孕产优生检查情况包括年度计划怀孕夫妇对数、孕前优生检查总人数、评估出的具有风险因素的人数、八大风险因素人数(含营养风险因素人数、遗传风险因素人数、慢病风险因素人数、感染风险因素人数、生殖风险因素人数、环境风险因素人数、行为风险因素人数和社会心理风险因素人数),共计 11 项内容。

11.2.2.1　年度计划怀孕夫妇对数(H1)：指该地区该统计年度内符合生育政策计划怀孕夫妇对数,包括流动人口计划怀孕夫

妇。可在统筹考虑人口流动、生育政策调整等因素基础上,参照上年度本地区住院分娩活产数科学测算获取。

11.2.2.2　孕前优生检查总人数(H2):指该地区该统计年度内接受优生健康教育、病史询问、孕前医学检查、咨询指导一项及一项以上服务,并建立孕前优生健康检查技术服务家庭档案的计划怀孕夫妇人数。若夫妇中只有一方接受服务按 1 人统计;若夫妇双方均接受服务,按 2 人统计。

【以孕检诊断机构,诊断界面检查日期查询统计出孕检基本信息中:登记类型为孕前检查且诊断界面-检查日期在报表日期范围内的人数】

11.2.2.3　评估出的具有风险因素的人数(H3):指该地区该统计年度内对病史询问和孕前医学检查结果进行综合分析、评估后,判定存在可能导致不良妊娠结局风险因素的计划怀孕夫妇人数。按照下列孕前暴露风险因素分类。

【以孕检诊断机构,诊断界面检查日期查询统计出孕检基本信息中:登记类型为孕前检查且诊断界面-检查日期在报表日期范围内且风险评估选有风险因素的人数】

11.2.2.4　营养风险因素人数(H31):指体重指数(BMI)＞24 kg/m^2 或体重指数(BMI)＜18.5 kg/m^2 或存在贫血等情形的人数。

【以孕检诊断机构,诊断界面检查日期查询统计出孕检基本信息中:登记类型为孕前检查且诊断界面-检查日期在报表日期范围内且风险评估选有且风险类型为营养风险的人数】

11.2.2.5　遗传风险因素人数(H32):指患有遗传性疾病,或有出生缺陷分娩史、遗传病家族史,或存在近亲结婚等情形的人数。

【以孕检诊断机构,诊断界面检查日期查询统计出孕检基本信息中:登记类型为孕前检查且诊断界面-检查日期在报表日期范围内且风险评估选有且风险类型为遗传风险的人数】

11.2.2.6 慢病风险因素人数(H33):指患有各系统慢性疾病,如心血管疾病、糖尿病、甲状腺疾病、肺部疾病、神经系统疾病、精神障碍、自身免疫性疾病等慢性疾病的人数。

【以孕检诊断机构,诊断界面检查日期查询统计出孕检基本信息中:登记类型为孕前检查且诊断界面-检查日期在报表日期范围内且风险评估选有且风险类型为慢病风险的人数】

11.2.2.7 感染风险因素人数(H34):指 TORCH 检查异常,或患有结核、乙肝、梅毒、淋病、衣原体等感染性疾病的人数。

【以孕检诊断机构,诊断界面检查日期查询统计出孕检基本信息中:登记类型为孕前检查且诊断界面-检查日期在报表日期范围内且风险评估选有且风险类型为感染风险的人数】

11.2.2.8 生殖风险因素人数(H35):指患有生殖系统相关疾病,或有 2 次以上流产史、死胎死产等不良孕产史的人数。

【以孕检诊断机构,诊断界面检查日期查询统计出孕检基本信息中:登记类型为孕前检查且诊断界面-检查日期在报表日期范围内且风险评估选有且风险类型为生殖风险的人数】

11.2.2.9 环境风险因素人数(H36):指接触生活或职业环境中铅、汞、苯、甲醛、农药等有毒有害物质及放射线的人数。

【以孕检诊断机构,诊断界面检查日期查询统计出孕检基本信息中:登记类型为孕前检查且诊断界面-检查日期在报表日期范

围内且风险评估选有且风险类型为环境风险的人数】

11.2.2.10 行为风险因素人数（H37）：指存在吸烟、饮酒等不良生活习惯和行为方式或使用可卡因等毒麻药品情形的人数。

【以孕检诊断机构，诊断界面检查日期查询统计出孕检基本信息中：登记类型为孕前检查且诊断界面-检查日期在报表日期范围内且风险评估选有且风险类型为行为风险的人数】

11.2.2.11 社会心理风险因素人数（H38）：指自我报告感到生活、工作、经济压力比较大或很大的人数。

【以孕检诊断机构，诊断界面检查日期查询统计出孕检基本信息中：登记类型为孕前检查且诊断界面-检查日期在报表日期范围内且风险评估选有且风险类型为社会心理风险的人数】

11.2.3 逻辑关系

11.2.3.1 ［年度计划怀孕夫妇对数（H1）×2］≥孕前优生检查总人数（H2）

11.2.3.2 孕前优生检查总人数（H2）≥评估出的具有风险因素的人数（H3）

11.2.3.3 评估出的具有风险因素的人数（H3）≥营养风险因素人数（H31）

11.2.3.4 评估出的具有风险因素的人数（H3）≥遗传风险因素人数（H32）

11.2.3.5 评估出的具有风险因素的人数（H3）≥慢病风险因素人数（H33）

11.2.3.6 评估出的具有风险因素的人数（H3）≥感染风险因素人数（H34）

11.2.3.7 评估出的具有风险因素的人数(H3)≥生殖风险因素人数(H35)

11.2.3.8 评估出的具有风险因素的人数(H3)≥环境风险因素人数(H36)

11.2.3.9 评估出的具有风险因素的人数(H3)≥行为风险因素人数(H37)

11.2.3.10 评估出的具有风险因素的人数(H3)≥社会心理风险因素人数(H38)

11.2.4 统计指标

孕前优生检查率 = 孕前优生检查总人数(H2)/〔年度计划怀孕夫妇对数(H1)×2〕×100%

11.3 信息安全

11.3.1 信息系统信息安全管理遵循原则

11.3.1.1 主要领导负责原则:领导负责信息安全管理工作,统筹规划信息安全管理目标和策略,建立信息安全保障队伍并合理配置资源。

11.3.1.2 全员参与原则:全员参与信息系统的安全管理工作,将信息安全与本职工作相结合,相互协同,认真落实信息安全管理要求,共同保障信息系统安全。

11.3.1.3 合规性原则:信息安全管理制度遵循国际信息安全管理标准,以国家信息安全法律法规、标准、规范为根本依据。

11.3.1.4 监督制约原则:信息系统安全管理组织结构、组织职责、岗位职责、工作流程层面、执行层面建立相互监督制约机制,降低因缺乏约束而产生的安全风险。

11.3.1.5 规范化原则：通过建立规范化的工作流程，在执行层面对信息系统安全工作进行合理控制，降低由于工作随意性而产生的安全风险，同时提升信息安全管理制度的可操作性。

11.3.1.6 持续改进原则：通过持续改进，每年组织管理层对制度的全面性、适用性和有效性进行论证和审定，并进行版本修订。

11.3.2 信息系统密码管理

密码设置要求：

● 长度：字符个数应为 8~64 个。

● 复杂度：至少含有数字、大写字母、小写字母、符号（不能包含 /、\）中的三种，且首字母不能大写，不能出现 3 位及以上连续的数字或字母、3 位及以上重复的数字或字母、3 位及以上键盘连续字符。

● 修改周期：不得超过 6 个月。

● 密码设置应避免以下选择：名字、生日、车牌号、电话号码；一串相同的数字或字母；明显的键盘序列；所有上面情况的逆序或前后加一个数字；常见的词语或字典词语。系统密码不宜张贴在电脑等可见位置。

11.3.3 应急处置

发生信息安全突发事件后，应立即判定事件危害程度，采取应急响应措施，及时将情况向有关领导报告。在处置过程中，应尽最大可能收集事件相关信息、鉴别事件性质、确定事件来源、弄清事件范围和评估事件带来的影响和损害，及时向安全主管报告工作进展情况，直至处置工作结束。

12 生物安全防护

为避免交叉感染,防止检查场所、实验室等发生污染事故,应遵守《医疗机构消毒技术规范》《医疗卫生机构医疗废物管理办法》《实验室生物安全通用要求》《生物安全实验室建筑技术规范》《实验室生物安全手册》等规定,建立场所消毒制度和实验室生物安全管理制度,并在常规体格检查和实验室检测工作中严格执行。

12.1 场所设施要求

必须设置醒目的标识,配备应急设备(如应急洗眼装置、消毒用品和灭火器等),安装非接触式洗手装置。每天按要求进行通风和紫外线照射;一次性用品应及时更换,重复使用的物品、器械应单独存放,并按照《医疗机构消毒技术规范(WS/T 367—2012)》执行,避免交叉感染;实验室根据具体工作确定"清洁区"、"半污染区"和"污染区"。

12.2 人员管理

建立人员准入制度,制订生物安全培训、考核计划,针对不同的工作岗位,组织开展专项常规消毒及生物安全培训,保存人员培训考核相关记录。工作人员需熟悉消毒制度、生物安全法律法规,加强生物安全意识。

12.3 医疗废物管理

12.3.1 按照《医疗废物管理条例》妥善处理医疗废物。医疗废物中的生物标本应消毒后送专业机构集中处置或集中填埋。污水经消毒处理后方可排放,其处理设施应符合国家有关规定。

12.3.2 医疗废物应按照类别分置于防渗漏、防锐器穿透的专用包装物或者密闭的容器内,并有明显的警示标识和警示说明。

12.3.3 使用后的一次性医疗器械应交专业机构处理,不能焚烧的应消毒并做毁形处理后送专业机构集中处置或集中填埋。

12.3.4 安排专人做好医疗废物管理和转运工作,记录医疗废物的来源、种类、重量或者数量、交接时间、最终去向以及经办人签名等内容,记录资料至少保存 3 年。

第五节　质量管理要求

孕前优生健康检查工作的目标是预防、减少或消除一些不良风险因素对母婴的影响,提高计划怀孕夫妇的健康素养,减少出生缺陷等不良妊娠结局的发生。服务质量是孕前优生健康检查工作的核心,是孕前优生健康检查工作目标能够实现的保证。

高质量的服务可以确保孕前优生健康检查工作的规范性和可靠性。实施质量管理,通过质量控制可以促进项目持续改进,提高整体服务质量,提升孕前优生健康检查服务水平。本章节将按服务流程阐述各环节质量管理要求。

1　健康教育

孕前健康教育的意义在于提供准确的知识和信息,帮助准备怀孕的夫妇采取适当的措施来保持身心健康,提高孕产妇和胎儿的健康水平。应加强健康教育的质量管理,确保健康教育的准确性、及时性和有效性。

1.1　质控标准

提高优生科学知识知晓率。

1.2　质控方法

查阅健康教育资料和台账记录；面访或电话访问服务对象。

1.3　质控指标

目标人群优生科学知识知晓率：

目标人群优生科学知识知晓率＝知晓率调查总得分/知晓率调查应得总分×100%

2　一般情况及体格检查

病史询问和体格检查的意义在于全面评估计划怀孕夫妇的健康状况，发现潜在问题并进行干预，为健康安全的妊娠创造有利条件。加强病史询问和体格检查的质量管理，可以规范医疗服务、提升服务对象的满意度。

2.1　质控标准

检查内容全面，服务规范。信息真实、完整、准确、安全。

2.2　质控方法

2.2.1　档案抽查

查阅《孕前优生健康检查技术服务记录册》个案信息，评价一般情况和体格检查信息采集是否真实、完整、准确。

2.2.2　现场考核

在检查现场，核查孕前优生健康检查的从业人员资质，观摩医务人员体格检查、妇科及男科检查的操作过程,了解其操作是否规范,检查内容是否全面。

2.3 质控指标

2.3.1 项目完整率

项目完整率＝抽查档案中信息完整的项目总数/抽查档案中的项目总数×100%

2.3.2 服务对象满意度

服务对象满意度＝满意度调查总分/满意度调查应得总分×100%

3 临床实验室检查

　　孕前优生健康检查临床实验室检查的质量管理内容应包括实验室组织结构、人员、基本设施、仪器、试剂、耗材、制度、检验流程、室内质量控制和室间质量评价等多方面。

　　实验室需编制孕前优生健康检查项目的质量管理文件,具体包括实验室质量管理手册;检测项目规范操作程序文件、室内质量控制与室间质量评价程序文件等;质量控制操作规程、仪器使用操作规程、标本采集和送检等操作规程及各种记录等,并严格执行。

　　实验室在标本开始检测之前须认真进行室内质控操作并分析质控结果,定期参加市级及以上临床检验中心组织的室间质评活动。

3.1 室内质量控制

3.1.1 室内质控培训

开展室内质控工作之前,每个实验室工作人员都应对室内质控的重要性、基础知识、操作程序等有充分的了解,并在实际工作中不断地接受继续教育培训,提高实际操作水平。

3.1.2 室内质控正确操作

建立标准操作程序,定期完成仪器的检定与校准及维护,正确选择质控品,按要求使用和保存质控品。质控品与服务对象标本要在同样测定条件下进行测定。

3.1.3 室内质控数据管理

3.1.3.1 每个月结束后对本月质量控制进行总结和动态评价,记录讨论内容,提出改进方案,并将数据归档。

归档数据主要包括:原始质控数据、质控图;当月平均数、标准差、变异系数及累积的平均数、标准差、变异系数等;失控报告单(包括违背哪一项失控规则,失控原因,采取的纠正措施)。

3.1.3.2 各实验室在线使用"江苏省孕优临床检验质量管理和评估分析系统"实时填报室内质控数据,上报内容应含有失控信息、失控原因和处理措施。

3.1.4 质控指标

3.1.4.1 检测项目开展室内质控覆盖率

室内质控覆盖率＝实验室实际开展室内质控项目数/实验室应开展室内质控项目总数×100%

3.1.4.2　检测项目室内质控数据上报完整率

室内质控数据上报完整率＝实验室上报室内质控数据项目数/实验室应上报室内质控数据项目总数×100%

3.2　室间质量评价

3.2.1　室间评价活动的申请

科室负责人根据本实验室具体情况确定室间质评项目,室间质评负责人根据确定的室间质评项目制订下一年度的室间质评计划并向组织室间质评活动的部门提出申请。

3.2.2　室间质评标本接收

室间质评负责人收到室间质评标本后检查其是否有遗漏或破损的情况,如有应及时与组织者联系,按照说明书的要求妥善保存室间质评标本。

3.2.3　室间质评标本检测

按照室间质评活动要求在测定期限内进行质评标本检测,须由常规检测人员按照常规实验方法与临床标本同等条件下进行检测。

3.2.4　室间质评结果回报

3.2.4.1　在上报室间质评结果前,不可与其他实验室就检测结果进行交流。由检测人员填写报告表并签名,提交科室负责人审核后报送组织部门,并留存原始数据和复印件。

3.2.4.2　原始数据保存两年。

3.2.5　室间质评结果的分析处理

3.2.5.1　收到回报结果后,交科室负责人签字,专人负责存档。

3.2.5.2 室间质评负责人组织科室成员认真分析回报结果，对不合格的项目，应及时查找原因，采取纠正措施，并做记录。

3.2.6 质控指标

3.2.6.1 室间质评参加率

室间质评参加率=参加临床检验中心组织室间质评项目数/同期实验室已开展且同时临床检验中心已组织的室间质评检验项目总数×100%

3.2.6.2 室间质评合格率

室间质评合格率=参加临床检验中心组织室间质评成绩合格的检验项目数/同期参加临床检验中心组织的室间质评检验项目总数×100%

以参加市级及以上临床检验中心室间质评数据为计算依据。

4 风险评估和咨询指导

孕前风险评估和咨询指导可以帮助计划怀孕夫妇识别潜在风险、提供个性化建议、进行遗传咨询和筛查、管理现患疾病以及提供心理支持，为健康孕育打下良好的基础。加强质量管理，确保服务对象及时准确地了解自身健康状况并采取适当的干预措施，提高孕前优生健康检查服务的实施效果，提升服务对象的满意度。

4.1 质控标准

根据服务对象的一般情况、体格检查和实验室检查结果做出初步诊断,区分一般人群和风险人群。

根据风险评估结果,提出合适的咨询指导建议及合理的进一步检查、治疗或转诊建议。

风险评估结果应按要求分为一般人群和风险人群两类。风险人群明确写明风险因素。

咨询指导建议：完整准确、简洁明了、通俗易懂。

评估指导一般在建档后 7 个工作日内完成,最长不超过 10 个工作日。

4.2　质控方法

随机抽取《孕前优生健康检查技术服务记录册》个案,评价风险评估及咨询指导建议的完整性、及时性和准确性。

4.3　质控指标

4.3.1　风险评估完成率

风险评估完成率＝抽查档案中完成风险评估的份数/抽查的档案份数×100%

4.3.2　风险评估及时率

风险评估及时率＝抽查档案中评估指导时间距建档时间≤10个工作日的份数/抽查的档案份数×100%

4.3.3　评估指导准确率

评估指导准确率＝抽查档案中准确进行风险评估及咨询指导的份数/完成评估指导的抽查档案份数×100%

5 早孕和妊娠结局随访

对孕前优生健康检查的服务对象进行早孕和妊娠结局的随访能够动态掌握妊娠状况,指导已怀孕的对象进行规范的孕期保健。通过加强质量管理,可为服务对象提供孕前至孕期连续且一致的健康服务,在持续改进服务质量过程中有效保障母婴安全与健康。

5.1 质控标准

在怀孕 12 周内完成早孕随访;在分娩后 6 周内或其他妊娠结局结束后 2 周内完成妊娠结局随访;无漏报、错报。

5.2 质控方法

查阅纸质版或电子版《孕前优生健康检查技术服务记录册》个案信息和台账记录;面访或电话访问服务对象。

5.3 质控指标

5.3.1 妊娠率

妊娠率＝上年度接受孕前优生健康检查的妇女中怀孕人数/上年度接受孕前优生健康检查的妇女人数×100%

5.3.2 妊娠结局随访率

妊娠结局随访率＝上年度接受孕前优生健康检查的妇女中妊娠结局随访人数/上年度接受孕前优生健康检查的妇女中有妊娠结局的人数×100%

6 数据信息

根据《国家人口计生委关于建立国家免费孕前优生健康检查项

目试点工作信息协调员制度和月报告制度的通知》(人口厅发〔2010〕62号)、《国家卫生健康委办公厅关于统筹推进婚前孕前保健工作的通知》(国卫办妇幼函〔2020〕1024号)和《关于印发〈江苏省国家免费孕前优生健康检查项目质量控制工作方案〉通知》(苏卫妇幼便函〔2022〕14号)精神,确定我省孕前优生数据信息管理工作规范。

6.1　质控标准

填报及时,数据真实、完整、准确、符合逻辑关系,无错漏。

6.2　质控方法

随机抽取《孕前优生健康检查技术服务记录册》个案,核查个案信息的完整性、准确性等。

6.3　质控指标

个案录入完整率:

个案录入完整率 = 抽查档案中录入项目数/抽查档案项目总数×100%。

第二章

孕前优生健康检查临床操作技术要点

第一节 一般体格检查及结果判断

1 体格检查

1.1 身高测量

受检者需免冠、脱鞋测量,以立正姿势站于身高计平板上,双足跟并拢,枕部、臀部、足跟三点紧靠标尺,双眼平视前方,身高计水平尺紧贴头顶。测量足底至头顶的最大距离,以厘米(cm)为单位记录。

1.2 体重测量

检查前将体重计校正到零点。受检者宜穿单衣测量,自然平稳站立于体重计踏板中央,读数以千克(kg)为单位记录。

1.3 体重指数(body mass index,BMI)

$BMI(kg/m^2) = 体重(kg)/[身高(m)]^2$。

1.4　心率

受检者平卧位,暴露前胸部,均匀平静呼吸,环境安静。在心尖部听取第一心音,计数1分钟。

1.5　血压测量

1.5.1　注意事项

室内应保持安静,理想室温21℃左右,不宜过冷或过热;核准血压计水银柱是否在零点,排气阀是否灵活,袖袋是否合适,有无漏气现象;在测压前,受检者应安静休息至少5 min,精神放松,排空膀胱,测血压前半小时内禁烟、禁咖啡等饮料,采取坐位,双足平放在地面上,手臂放在桌面上,支撑应舒适,手掌向上,不能坐位者可平卧,全身放松。

1.5.2　血压计及袖带

血压计放在受检者上臂侧,大约心脏水平部位。袖带紧贴皮肤,松紧以能放进一个手指为宜,袖带下缘在肘关节前自然皱褶上方的2～3 cm处,使袖带气囊中心正好位于肱动脉的部位。袖带大小不合适或隔着衣服绑袖带都会影响血压测量的准确性。

1.5.3　确定最高充气压

快速充气至肱动脉脉搏消失后,这时血压计上读数即为"脉搏消失压";继续充气直至压力水平比脉搏消失压高30 mmHg时即为"最高充气压"。

1.5.4　测量

听诊器膜件听头放在肱动脉部位,轻按使听诊器和皮肤全面接触,但不应与袖袋或皮管接触。听诊器不应压得太重,否则影响声音。眼睛应保持在血压计玻璃刻度中段水平,关紧气阀,快速、稳定地充气达到"最高充气压"水平,放松气阀,使汞柱液面以每秒2 mmHg 左右的速度下降。以柯氏音第 I 期和第 V 期分别为收缩压、舒张压读数。但患有主动脉瓣关闭不全及高心排血量和周围血管扩张者(贫血、甲亢及运动后),有时柯氏音到压力为零时仍能听到,此时舒张压应记录第 IV 期音(变调音,并加以注明)。声音消失后,还应继续听 20 mmHg 左右,以确定声音是否完全消失。然后放松气囊,记录收缩压和舒张压读数。

1.5.5　读数

血压读数应以水银柱液面的顶端最接近的上方刻度为准。如水银面在两个刻度之间,读数应取上值,且尾数只能为偶数。

1.5.6　应相隔 2 min 后同一臂重复测量,取 2 次读数的平均值记录。如果 2 次测量的收缩压或舒张压读数相差＞5 mmHg,则相隔 2 min 后再次测量,然后取 3 次读数的平均值记录。

1.6　精神状态

精神状态,即人对周围环境的知觉状态,它是大脑功能活动的综合表现,分为正常、异常。判断受检者的意识状态可以采用问诊,通过交谈了解其思维、反应、情感、计算定向力等方面情况。

正常人意识清晰,定向力正常,反应敏锐精确,思维和情感活动正常,语言流畅、准确,表达能力良好。凡是影响大脑功能活动的疾病均可引起程度不等的意识改变,称为意识障碍。根据意识障碍的程度可将其分为嗜睡、意识模糊、昏睡、谵妄以及昏迷等。

1.7　智力

智力是指人认识、理解客观事物并运用知识、经验等解决问题的能力,包括观察力、记忆力、想象力、分析判断能力、思维能力、应变能力等。

一般情况下,可以通过对常识的判断力、记忆力及计算力明确是否存在智力问题。

1.8 五官

五官检查一般分为耳部、鼻部、咽部、眼部等项目,主要是检测结构和功能是否有异常。

1.9 特殊体态

运用视诊和触诊的方法,观察四肢与关节是否左右对称,形态及活动情况等有无异常。

1.10 特殊面容

注意观察是否具有特征性的面容与表情,如甲状腺功能亢进面容、二尖瓣面容、肾病面容、肝病面容以及贫血面容等。

1.11 皮肤毛发

在自然光下观察皮肤的颜色有无苍白、发红、发绀、黄染、色素沉着、色素脱失等改变;注意皮肤湿度、弹性的改变;注意皮肤有无皮疹、脱屑、皮下出血、蜘蛛痣与肝掌、水肿、皮下结节及瘢痕等改变。观察毛发的颜色、多少及分布变化等情况。

1.12 甲状腺

1.12.1 视诊

观察甲状腺的大小和对称性。检查时嘱受检者做吞咽动作,可见甲状腺随吞咽动作而向上移动,如不易辨认时,嘱受检者两手放于枕后,头向后仰,再进行观察即较明显。

1.12.2　触诊

触诊包括甲状腺峡部和甲状腺侧叶的检查。

1.12.2.1　甲状腺峡部:站于受检者前面用拇指或站于受检者后面用示指从胸骨上切迹向上触摸,可感到气管前软组织,判断有无增厚,请受检者吞咽,可感到此软组织在手指下滑动,判断有无肿大或肿块。

1.12.2.2　甲状腺侧叶前面:一手拇指施压于一侧甲状软骨,将气管推向对侧,另一手示指、中指在对侧胸锁乳突肌后缘向前推挤甲状腺侧叶,拇指在胸锁乳突肌前缘触诊,配合吞咽动作,重复检查,可触及推挤的甲状腺。用同样方法检查另一侧甲状腺。

1.12.2.3　甲状腺侧叶后面:类似前面触诊,一手示指、中指施压于一侧甲状软骨,将气管推向对侧,另一指在对侧胸锁乳突肌后缘向前推挤甲状腺,示指、中指在其前缘触诊甲状腺。配合吞咽动作,重复检查。用同样方法检查另一侧甲状腺。

1.12.3　听诊

当触到甲状腺肿大时,用钟型听诊器直接放在肿大的甲状腺上,仔细听诊有无异常杂音。

1.13　肺部

受检者取卧位或坐位,暴露胸部,视诊有无桶状胸。受检者均匀平静呼吸,听诊顺序由肺尖开始,自上而下,由前胸到胸廓两侧、再到背部,两侧对称部位进行比较,注意有无异常呼吸音和啰音。

1.14 心脏

1.14.1 心脏节律

受检者平卧位,暴露前胸部,均匀平静呼吸,环境安静。听诊心律是否规则,如心律不齐,需记录。

1.14.2 心脏杂音

听诊顺序按逆时针方向进行:从心尖部(二尖瓣区)开始,依次为肺动脉瓣区、主动脉瓣区、主动脉瓣第二听诊区、三尖瓣区。听诊在心脏收缩或者舒张期是否有异常声音,如听到杂音,需记录杂音部位、是否传导、杂音强度分级。

1.15 肝脏

检查者站立于受检者右侧,面对受检者。检查时手要温暖,先以整个手掌平放于腹壁,使受检者适应片刻。受检者平卧位,暴露整个腹部,头垫低枕,平静呼吸,两手自然置于躯干两侧,两腿屈起并稍分开,使腹壁放松,并做较深腹式呼吸以使肝脏在膈下上下移动。可用单手或双手触诊。了解肝脏下缘的位置和肝脏的质地、表面、边缘及搏动等。

1.16 脾脏

脾脏触诊时受检者可取右侧卧位,双下肢屈曲。了解脾脏有无肿大,若肿大注意描述其大小、质地、边缘和表面情况。

1.17 四肢脊柱

四肢及其关节的检查通常运用视诊与触诊,两者相互配合,特殊情况下采用叩诊和听诊。四肢检查除大体形态和长度外,应以关节检查为主。了解四肢与关节是否左右对称、形态正常,有无肿胀及压痛,活动是否受限等。

1.18 其他

如有其他情况请记录。

2 一般体格检查结果判断及异常发现的处理

2.1 身高

根据具体数值来测算 BMI。

2.2 体重

根据具体数值来测算 BMI。

2.3 体重指数

BMI$<$18.5 kg/m^2,提示体重过低或营养不良;BMI$\geqslant$24 kg/m^2,提示体重超重;BMI$\geqslant$28 kg/m^2 提示肥胖。

2.4 心率

心率过快($>$100 次/min)或心率过慢($<$60 次/min),建议心内科进一步诊治。

2.5 血压

2.5.1 高血压

若在安静、清醒和未使用降压药的条件下采用标准测量方法,至少 3 次非同日血压值达到或超过收缩压 140 mmHg 和(或)舒张压 90 mmHg,即可认为有高血压,如果仅收缩压达到标准则称为单纯收缩期高血压。血压高于正常,建议心内科进一步明确诊断。

2.5.2　低血压

血压低于 90/60 mmHg,应予以区分急性低血压和慢性低血压以及体位性低血压,必要时至心内科进一步诊治。

2.6　精神状态

精神状态异常,提示精神疾患、神经系统疾病等,建议专科进一步明确诊断。

2.7　智力

智力异常,提示智力障碍,建议专科进一步检查和治疗。

2.8　五官

五官异常,建议颌面外科、口腔科、眼科、耳鼻喉科等专科就诊明确诊断。

2.9　特殊体态

特殊的体态异常和许多遗传病相关,应高度重视,建议内科就诊明确诊断。

2.10　特殊面容

健康人表情自然,神态安怡。因病痛困扰,常出现痛苦、忧虑或疲惫的面容与表情。出现特征性的面容与表情,对某些疾病的诊断具有重要价值,应予以识别,必要时至专科进一步确诊。

2.11　皮肤毛发

皮肤苍白、发绀、黄疸、色素脱失、皮疹、出血点或紫癜、牛奶咖啡斑等,建议内科就诊明确诊断。体毛增多提示雄激素水平可能过高,建议内分泌科就诊明确诊断。

2.12　甲状腺

发现甲状腺肿大、结节或者听到低调的连续性静脉"嗡鸣"音以及收缩期动脉杂音等异常,常见于甲亢、单纯性甲状腺肿、甲状腺腺瘤、慢性淋巴性甲状腺炎、甲状腺癌等,建议内分泌科进一步明确诊断。

2.13　肺部

异常呼吸音、啰音、摩擦音等肺部异常,提示呼吸系统疾病,建议呼吸内科就诊明确诊断。

2.14　心脏节律

心脏节律不齐,提示心脏有器质性或功能性病变,建议心血管内科就诊明确诊断。

2.15　心脏杂音

心脏有杂音,提示心脏瓣膜病变、心肌病变、心脏或大血管内异常通道等,建议心血管内科就诊明确诊断。

2.16　肝脾

肝脾触及,提示肝脾异常肿大,建议内科就诊明确诊断。

2.17　四肢脊柱

四肢脊柱异常,脊柱生理弯曲消失,呈后凸、前凸、侧凸等畸形,提示佝偻病、结核病、脊柱炎、肿瘤等,建议骨科就诊明确诊断。

2.18　其他

其他异常情况。

第二节 女性生殖系统检查及结果判断

1 女性生殖系统检查

1.1 第二性征

1.1.1 阴毛

观察阴毛分布是否呈倒三角形分布(女性型)以及阴毛浓密情况等。

1.1.2 乳房

观察乳房发育情况,乳头是否外突,乳晕颜色是否变深等情况。

1.2 妇科检查

1.2.1 窥器使用

选择大小合适的窥器,窥器插入阴道前,宜蘸取生理盐水润滑后再行操作,以减轻受检者的不适。将窥器两叶合拢,斜向轻轻滑入阴道,注意避开尿道口及阴蒂敏感部位。当窥器放入 1/2 时,旋转窥器使手柄向下,轻轻敞开窥器以暴露宫颈,轻柔缓慢地向里移动窥器以便完全暴露子宫颈、阴道壁及穹窿部,然后旋转窥器,充分暴露阴道各壁,使用结束后先闭合窥器上下叶,然后沿阴道侧后壁缓慢取出。

1.2.2 双合诊检查

双合诊检查应避开经期,如有异常出血必须进行检查时,需消毒外阴阴道,佩戴无菌手套检查,以免发生感染。检查时左手(或右手)戴一次性或消毒手套,示指和中指插入阴道内,另一手扪压下腹部,双手配合。

1.2.3　三合诊检查

三合诊检查是对双合诊检查不足的重要补充。应在双合诊结束后,一手示指放入阴道,中指插入直肠,其余检查步骤与双合诊时相同,可发现子宫后壁、宫颈旁、直肠子宫陷凹、宫骶韧带和盆腔后部病变,估计盆腔内病变范围,及其与子宫或直肠的关系。

1.2.4　直肠-腹部诊

检查者一手示指伸入直肠,另一手在腹部配合检查,称为直肠-腹部诊,适用于无性生活史、阴道闭锁或有其他原因不宜行双合诊的患者。

1.2.5　外阴

检查时应避开受检者的敏感部位,注意随时与受检者沟通调整。观察外阴形状、阴毛分布(女性型或男性型)、皮肤颜色等,判断有无炎症、色素减退、溃疡、赘生物及结构异常等。

1.2.6　阴道

注意观察阴道壁黏膜颜色,有无充血、出血点、红肿、溃疡、赘生物等。

1.2.7　分泌物

观察阴道分泌物颜色、性状和有无异味等,采集阴道分泌物,在阴道后穹隆处取分泌物送检。

1.2.8　宫颈

观察子宫颈形状大小、颜色、外观有无撕裂、息肉、腺体囊肿、有无子宫颈柱状上皮异位(或移位)、接触性出血、溃疡赘生物,以及子宫颈外口有无脓性分泌物排出等。

1.2.9 子宫大小

注意子宫位置、大小、形状、软硬度等。

1.2.10 子宫活动

注意子宫的活动度情况。

1.2.11 子宫包块

增大的子宫注意有无包块以及包块的位置、质地等情况。

1.2.12 双侧附件

注意附件区有无增厚、包块以及压痛,包块的大小、位置、质地、边界是否清楚、与盆腔脏器的关系、活动度、有无压痛等,以便初步判断包块的来源和性质,并可结合腹部或阴道超声来协助诊断。

2 女性生殖系统检查结果判断及异常发现的处理

2.1 第二性征

2.1.1 阴毛

无阴毛或稀少,提示雌激素水平低下;阴毛浓密,平面分布为三角形或菱形并延伸到大腿内侧,提示高雄激素血症可能,建议妇科就诊明确诊断。

2.1.2 乳房

乳房未发育,提示长期雌激素水平低下。双乳不对称、乳头内陷、皮肤橘皮样变、乳头溢液,并可触及包块等,提示乳腺疾病,建议乳腺科就诊明确诊断。

2.2 妇科检查

2.2.1 外阴

外阴发育差,提示雌激素低下;外阴异常,建议妇科就诊明确诊断。

2.2.2 阴道

阴道黏膜充血粗糙,分泌物增多,有臭味,提示阴道炎,建议妇科就诊。

2.2.3 阴道分泌物

分泌物增多,有臭味,提示阴道炎;灰黄或灰白稀薄泡沫状白带为滴虫性阴道炎的特征;乳块状或豆腐渣样白带为外阴阴道假丝酵母菌病的特征;灰白色均质鱼腥味白带常见于细菌性阴道病;黄色或黄绿色的脓性白带常见于阴道炎、宫颈炎、宫腔积脓、生殖道恶性肿瘤,建议妇科就诊。

2.2.4 宫颈

宫颈红肿,肉眼可见脓性或黏液性分泌物,提示急性宫颈炎;宫颈糜烂样改变、宫颈息肉、宫颈腺囊肿、宫颈肥大,提示慢性宫颈炎;宫颈接触性出血、排液和宫颈赘生物要警惕宫颈癌等,建议妇科就诊。

2.2.5 子宫大小

子宫增大,建议行超声检查排除妊娠、子宫肌瘤、子宫腺肌症等,幼小子宫见于子宫发育异常、卵巢发育不全等。

2.2.6 子宫活动

子宫活动差,提示炎症可能,建议妇科就诊明确诊断。

2.2.7 子宫包块

增大并有包块,提示子宫肌瘤、子宫腺肌症、子宫恶性肿瘤等,建议妇科就诊明确诊断。

2.2.8　双侧附件

附件区压痛、增厚或条索状、触及包块，应考虑急性盆腔炎、慢性盆腔炎、卵巢、输卵管肿物的可能，建议妇科就诊明确诊断。

第三节　男性生殖系统检查及结果判断

1　男性生殖系统检查

1.1　第二性征

1.1.1　体毛

观察胡须生长、阴毛及腋毛等体毛分布情况。

1.1.2　喉结

观察喉结形态及嗓音。

1.1.3　其他

观察体态、乳房形态。

1.2　男科检查

1.2.1　阴茎

检查阴茎的长短、大小和形状，查看有无包皮过长、包茎、阴茎弯曲、尿道下裂、尿道憩室等及有无尖锐湿疣、带状疱疹及其他性传播疾病和泌尿生殖系统感染。

1.2.2　阴囊

触诊双侧阴囊大小是否对称、正常，有无隐睾、鞘膜积液、异常窦道等。

1.2.3　睾丸

评估睾丸的大小、质地、位置、有无肿块、是否回缩等情况。

1.2.4　附睾

评估附睾体积，有无缺失，有无附睾炎症（有无硬结及触痛）。

1.2.5　输精管

通过触诊了解有无输精管缺失，有无迂曲、增粗。

1.2.6　精索静脉

通过视诊和触诊判断有无精索静脉曲张（必要时可嘱病人腹部加压进行检查）。

2　男性生殖系统检查结果判断及异常发现的处理

2.1　第二性征

2.1.1　阴毛

正常情况体毛分布正常，无异常脱落或生长过盛现象。

阴毛稀疏或无，可能是由于性腺功能紊乱、雄激素缺乏、克氏综合征等原因引起的。建议到男科、泌尿外科就诊，进行详细的身体检查和必要的实验室检查，以明确诊断。

2.1.2　喉结

正常喉结明显，无异常肿胀或缺失。

如发现发音女声、无喉结或平坦等提示可能性染色体异常、性腺功能紊乱等。建议到男科、泌尿外科就诊，进行详细的身体检查和必要的实验室检查，以明确诊断。

2.1.3　其他

正常男性体态，乳房未见异常，未触及结节。

如发现体态异常,乳腺发育、触及结节等应考虑男性乳房发育症、乳腺肿瘤、肥胖症、接触外源性激素或某些药物所致。建议到男科、泌尿外科就诊,进行详细的身体检查和必要的实验室检查,以明确诊断。

2.2 男科检查

2.2.1 阴茎

阴茎正常外观,静态下成人长度大于 3～4 cm;龟头外露;尿道外口位置正常,无红肿、分泌液及赘生物。

阴茎发育不良,常态下长度(从阴茎头到耻骨联合的长度)小于 3 cm 并隐匿于皮下,可诊断为先天性小阴茎症。

阴茎背侧有一个或数个硬的斑块结节或条索状结节;硬结不附着于阴茎皮肤,又不累及尿道,但在阴茎勃起时可引起疼痛或使阴茎向背侧弯曲可诊断为阴茎硬结症。

尿道开口不在正常位置时,若位于阴茎腹侧、冠状沟或阴茎阴囊交界处,需考虑尿道下裂;若位于阴茎背侧,则可能为尿道上裂。

若出现小阴茎、阴茎硬结症、尿道下裂与尿道上裂等,建议到男科、泌尿外科就诊,进行详细的身体检查和必要的实验室检查,以明确诊断。

2.2.2 包皮

正常无皮炎、溃疡、肿胀及曲张静脉。

包皮过长是指阴茎在非勃起状态下,包皮覆盖整个阴茎头和尿道外口,但包皮仍然可以上翻露出阴茎头;阴茎勃起时需要上推包皮才能完全暴露阴茎头,也被认为是包皮过长。

包皮紧裹着阴茎头部,包皮口很小,无法将包皮完全向上翻起,也无法显露阴茎头部;排尿时,有些患者因尿液较难从狭小的包皮口排出,而积累在包皮与阴茎头的间隙中,造成包皮吹泡样鼓起,考虑包茎。

在包茎或包皮过长基础上,有包皮或阴茎头潮湿、红肿、疼痛、奇痒等病史或局部存在乳白色有臭味的分泌物或包皮阴茎头部粘连、尿道口狭窄的现象考虑阴茎头包皮炎。

如发现包皮过长、包茎、阴茎头包皮炎等情况建议到男科、泌尿外科就诊。

2.2.3 睾丸

睾丸正常位于阴囊内,微扁椭圆形,体积 15～25 mL;表面光滑,质地中等,无压痛。

睾丸体积≤12 mL;第二性征发育尚可,染色体测定为 46,XY;有外伤或炎症致使睾丸萎缩史应考虑睾丸功能不全可能。

睾丸体积≤3 mL,质软,精液检查常无精子;伴有身材细小、第二性征发育差、发音尖细,犹如女性;染色体核型分析为 47,XXY 或 46,XY/47,XXY 可确诊克氏综合征。阴囊内单侧或双侧未触及睾丸,部分患者可在腹股沟管触及睾丸或 B 超探及腹腔内有睾丸样组织块应考虑隐睾。

如发现睾丸发育不良、先天性小睾丸、隐睾等情况建议到男科、泌尿外科就诊,进行详细的身体检查和必要的实验室检查,以明确诊断。

2.2.4 附睾

正常紧贴睾丸上端和后缘,无肿大、结节及触痛。

检查附睾明显增大、肿胀及触痛；突然发生附睾疼痛，疼痛可向腰部放射，应考虑急性附睾炎。附睾隐痛和阴囊坠胀不适，检查附睾呈硬块状考虑慢性附睾炎可能，常与尿道炎、前列腺炎及睾丸炎同时出现。

阴囊坠胀、疼痛，体检可发现附睾部位硬结，输精管呈串珠状结节；可伴有射精痛和血精；约 85% 的患者有泌尿系统结核病史，局部有脓疡及瘘管史应考虑附睾结核。

附睾头部发现囊肿，一般小于 3 cm，表面光滑，边界清楚，囊性透光试验阳性，少数患者局部有下坠感应考虑精液囊肿。

如发现附睾炎、附睾结核、精液囊肿等疾病，建议到男科、泌尿外科就诊，进行详细的身体检查和必要的实验室检查，以明确诊断。

2.2.5　输精管

正常输精管像火柴棍粗细，有一定硬度，表面光滑。

如发现输精管增粗、结节、压痛、缺如等异常，应考虑输精管结核、输精管炎症、单侧或双侧输精管缺如等疾病，建议到男科、泌尿外科就诊。

2.2.6　精索

正常精索为柔软的圆索状结构。

常通过触诊来诊断精索静脉曲张。Ⅰ度，表现为外观正常，患者在平静状态下触诊不明显，但患者做瓦氏动作时，可以触及曲张的精索静脉；Ⅱ度，仍然看不到曲张的精索静脉，但平静呼吸时，触诊可以触及曲张的精索静脉；Ⅲ度，患者的阴囊可以直接视诊看到曲张的精索静脉团块，触诊时也可以触及明显的阴囊内迂曲的静脉团。多数患者仅感局部酸胀和坠痛，有时疼痛可放射至下腹部、腹股沟和腰部,行走或劳累后症状加重,休息、平卧后可缓解。

如发现精索部位肿块、压痛、积液囊肿、静脉曲张等异常应考虑急性精索炎、精索肿块、精索鞘膜积液、精索静脉曲张等,建议到男科、泌尿外科就诊。

2.2.7 前列腺

正常前列腺呈前后稍扁的栗子形,在正中线上有一纵行浅沟,表面无结节和压痛、质地中等。

如发现前列腺结节和压痛,应考虑急性前列腺炎、慢性前列腺炎、前列腺增生、前列腺肿瘤等,建议到男科、泌尿外科就诊。

2.2.8 精囊

正常精囊是长椭圆形的囊状器官,表面凹凸不平,一般不易触及。

如发现精囊可触及、触痛,考虑急性精囊炎、精囊结核、精囊肿瘤等。建议到男科、泌尿外科就诊。

第四节 妇科超声检查及结果判断

1 妇科超声检查

盆腔超声检查应遵循一定的扫查顺序,以避免漏诊。

子宫:盆腔超声检查首先应检查子宫。以子宫和阴道作为盆腔内其他器官或结构的定位标志。纵向扫查自腹中线分别向左右两侧移动探头,纵切图上探测宫颈内口至宫底长度;测量内膜厚度。观察子宫时应注意以下内容:子宫的大小、形状及位置;子宫内膜、子宫肌层、宫颈及阴道。如果发现肿块应描述肿块的位置、大小、形态及其内部回声。若用彩色多普勒超声检查还应观察肿块内血流信号情况。

卵巢：卵巢是观察附件结构的主要位置参照，评价附件时，首先应确定卵巢的位置。髂内血管通常作为辨别卵巢的标志，无盆腔手术史的正常女性，卵巢一般位于髂内血管前方，子宫体侧面。观察卵巢时，应注意其形态、大小以及其与子宫的位置关系。发现附件区包块时，应观察其大小、形状、边界、回声类型（实性、囊性或混合性）及其与卵巢和子宫的关系。彩色多普勒超声检查还应观察包块的血流信号情况。

输卵管：正常输卵管一般难以辨认。只有在输卵管发生病变，尤其是输卵管扩张时才能被观察到。发现输卵管异常时应观察其活动度、有无僵硬感、与周围组织有无粘连。有包块时应测量包块大小，观察包块形态是否规则及其内部回声。

直肠子宫陷凹：应注意观察直肠子宫陷凹有无积液或肿块。若发现肿块，应观察其位置、大小、形态、回声类型（囊性、实性、混合性）及其与子宫和卵巢的关系。

2 超声检查结果判断及异常发现的处理

2.1 子宫

如有先天性子宫发育异常、子宫体异常（子宫腺肌症、子宫肌瘤、子宫内膜回声不均匀等）、宫颈异常（宫颈管息肉、宫颈囊肿等）和子宫其他异常的情况，建议至专科或上级医院就诊，在医生指导下怀孕。

2.2　卵巢

2.2.1　如发现一侧或双侧卵巢中直径 2~9 mm 的卵泡≥12 个和(或)卵巢体积≥10 mL 等多囊卵巢的超声表现,应结合临床表现和实验室检查结果进行诊断,建议至专科或上级医院就诊,治疗干预后怀孕。

2.2.2　如发现一侧或双侧的卵巢囊肿,需结合临床和其他检查结果进行良恶性肿瘤鉴别,必要时建议至专科或上级医院就诊。

2.3　输卵管

如发现双侧或一侧输卵管见多房性囊性为主混合物,内见不全分隔,边界不清,囊壁较厚,囊肿形状不规则、圆形、椭圆形或腊肠形,内部为低回声结构,可见细密点状回声或有实质部分。彩色多普勒见病灶内部、囊壁或周围血管扩张、扭曲,动脉阻力降低。考虑输卵管积液或脓肿可能,应至专科或上级医院就诊,治疗后在医生指导下准备怀孕。

2.4　盆腔积液

如发现盆腔积液,需要根据症状、体征以及积液量的多少来判断是否需要治疗。

如同时伴有腹痛、发热,妇科检查发现阴道脓性分泌物,子宫及双侧附件区(输卵管卵巢)压痛,或者有反复下腹疼痛病史,妇科检查附件区增厚或者可以摸到包块,甚至有输卵管增粗或者盆腔不均质包块,考虑诊断盆腔炎。应至专科或上级医院就诊,治愈后可准备怀孕。

第三章

风险因素分类评估指导

　　根据国家孕前优生健康检查项目的要求，对于存在一个或多个风险因素的计划怀孕夫妇，应该明确风险分类，给予优生指导建议。在日常工作实践中，常用的风险分类方法有两种：

　　一是按风险因素的可控程度进行人群分类，将存在风险因素的人群分为 A、B、C、D、X 和 U 类。

　　A 类：孕前不需要医学干预，通过改变或戒除不良生活方式、规避有害环境因素可转为一般人群。

　　B 类：目前具备有效的医学治疗手段，通过治疗可转为一般人群。

　　C 类：目前的医疗手段虽然难以治愈，但孕前通过医疗干预可以控制疾病，在妊娠期需要密切的医疗监测。

　　D 类：孕前需做再发风险评估及预测，孕期应做产前诊断。

　　X 类：不宜妊娠。

　　U 类：在初诊结果汇总之后，暂无法做出明确的风险分类，需进一步检查才能确定人群分类，最终要归类至 A、B、C、D、X 或一般人群中。

　　风险分类只是为了便于基层技术服务人员为计划怀孕夫妇提供科学合理、个体化的咨询指导建议，无需填报分类结果。

二是按风险因素类型进行分类。

自 2021 年 1 月 1 日开始,国家免费孕前优生健康检查项目参照卫生健康行业信息化标准《妇女保健基本数据集第 8 部分:孕前优生健康检查》(编号 WS 377.8—2020),要求技术服务人员在完成风险评估的基础上,将风险人群中暴露的风险因素按风险因素类型即营养风险因素、遗传风险因素、慢病风险因素、感染风险因素、生殖风险因素、环境风险因素、行为风险因素、社会心理风险因素等进行分类填报。

营养风险因素:指 BMI>24 kg/m² 或 BMI<18.5 kg/m² 或存在贫血等情形。

遗传风险因素:指患有遗传性疾病,或有出生缺陷分娩史、遗传病家族史,或存在近亲结婚等情形。

慢病风险因素:指患有各系统慢性疾病,如心血管疾病、糖尿病、甲状腺疾病、肺部疾病、神经系统疾病、精神障碍、自身免疫性疾病等慢性疾病。

感染风险因素:指 TORCH 检查异常,或患有结核、乙肝、梅毒、淋病、衣原体感染等感染性疾病。

生殖风险因素:指患有生殖系统相关疾病,或有 2 次以上流产史、死胎死产等不良孕产史。

环境风险因素:指接触生活或职业环境中铅、汞、苯、甲醛、农药等有毒有害物质及放射线。

行为风险因素:指存在吸烟、饮酒等不良生活习惯和行为方式或使用可卡因等毒麻药品情形。

社会心理风险因素:指自我报告感到生活、工作、经济压力比较大或很大。

风险评估和风险因素分类是孕前优生健康检查工作的核心环节和工作重点,而如何准确评估和分类也是技术服务人员在工作实践中的困惑难点。本章节中,我们将以八大风险因素类型为脉络,介绍常见的孕前风险因素及相应的评估指导建议。

第一节　营养风险因素

营养是优生优育的物质基础,良好的营养状况对于计划怀孕夫妇的身体健康以及生育能力十分重要。无论营养不足还是营养过剩都可能影响精子、卵子的质量,延长妊娠等待时间,降低妊娠的成功率以及胚胎质量。本节将重点阐述孕前优生健康检查中常见营养风险如肥胖症、体重过低和贫血等的评估指导建议。

1　肥胖症

肥胖症是一种多因素导致的体内脂肪堆积过多和(或)分布异常、体重增加的慢性代谢性疾病。

1.1　诊断标准

临床上多采用 BMI 作为诊断肥胖的简易诊断标准。根据我国成人体重判定标准(WS/T 428—2013),BMI$\geqslant$24 kg/m^2 为超重,BMI$\geqslant$28 kg/m^2 为肥胖。

1.2　对生育力的影响

超重/肥胖可引起女性生育能力下降,妊娠等待时间增加,辅助生殖的成功率降低等。男性肥胖明显增加不育的发生率,可导致性腺功能减退症等。

1.3　对妊娠的影响

1.3.1　对孕妇的影响

孕前超重/肥胖可增加自然流产及孕期健康风险,如高血压、妊娠糖尿病、子痫前期、过期妊娠等。妊娠期肥胖可增加剖宫产率以及阴道难产、第二产程延长的风险。

1.3.2　对子代的影响

孕前超重/肥胖可增加大于胎龄儿、巨大儿、早产及子代脊柱裂、大血管缺损、肠道异常等出生缺陷的发生率,远期罹患肥胖症、冠心病风险也明显增加。

1.4　风险评估及咨询指导

针对病因治疗,加强饮食控制和运动锻炼。建议体重控制在正常范围内再怀孕,风险分类为 B 类。

2　体重过低

体重过低是指由于各种原因造成体重低于正常低限的一种状态。

2.1　诊断标准

根据我国成人体重判定标准(WS/T 428—2013),BMI $<$ 18.5 kg/m² 为体重过低。

2.2　对妊娠的影响

育龄女性孕前体重过低会降低生育能力,增加妊娠等待时间。孕前体重过低与胎儿生长受限和低出生体重儿相关。

2.3 风险评估及咨询指导

针对病因治疗,建议合理饮食和适度运动,将体重控制在正常范围内再怀孕,风险分类为 B 类。

3 贫血

贫血是一种常见的血液疾病,其主要特征是人体外周血中红细胞容量减少,导致组织和器官供氧不足。由于红细胞容量测定较复杂,临床上常以血红蛋白(Hb)浓度来代替。

3.1 诊断标准

我国的血液病学专家认为,在我国海平面地区,成年男性Hb<120 g/L,女性(非妊娠)Hb<110 g/L,孕妇 Hb<100 g/L 应诊断为贫血。

贫血按 Hb 浓度分轻度、中度、重度和极重度贫血,见表 3-1。按红细胞形态分大细胞性贫血、正常细胞性贫血和小细胞低色素性贫血,见表 3-2。按骨髓红系增生情况分增生不良性贫血和增生性贫血等。

表 3-1 贫血的严重度划分标准

项目	等级			
	轻度贫血	中度贫血	重度贫血	极重度贫血
血红蛋白浓度(g/L)	90~110(女) 90~120(男)	60~89	30~59	<30

表 3-2　贫血的细胞学分类标准及常见疾病

类型	MCV(fL)	MCHC(g/L)	常见疾病
大细胞性贫血	>100	320~360	巨幼细胞贫血、伴网织红细胞大量增生的溶血性贫血、骨髓增生异常综合征、肝脏疾病
正常细胞性贫血	80~100	320~360	再生障碍性贫血、纯红细胞再生障碍性贫血、溶血性贫血、骨髓病性贫血、急性失血性贫血
小细胞低色素性贫血	<80	<320	缺铁性贫血、铁粒幼细胞贫血、珠蛋白生成障碍性贫血

注：MCV 为红细胞平均体积；MCHC 为平均红细胞血红蛋白浓度。

3.2　对妊娠的影响

母体妊娠期血容量增加，且血浆增加多于红细胞增加，血液呈稀释状态，可出现生理性贫血。孕前贫血是孕期贫血的重要风险因素，如不纠正会导致妊娠期症状加重，对母儿均可造成一定危害。

3.2.1　对孕妇的影响

轻度贫血影响不大，重度贫血时可引起贫血性心脏病的发生。贫血孕妇较正常孕妇更易发生妊娠高血压等并发症。孕妇贫血致全血容量减少、凝血机制差，易发生产后大出血、失血性休克，可增加孕产妇死亡率。贫血会使产妇抵抗力降低，容易发生产褥感染。

3.2.2　对胎儿的影响

孕妇重度贫血会影响胎盘灌流及供氧，容易导致胎儿生长受限、胎儿宫内窘迫、胎死宫内、早产或低出生体重儿等。

3.3　风险评估及咨询指导

3.3.1　贫血应按严重度不同给予风险评估,详见表3-3。

表3-3　贫血的风险评估

分类	风险分类
轻度贫血	B 类
中度贫血	C 类
重度贫血	X 类
极重度贫血	X 类
白血病、再生障碍性贫血等严重疾病	X 类

3.3.2　咨询指导建议

(1)调整饮食,增加含铁和蛋白质丰富的食物摄入。

(2)积极寻找贫血原因并及时针对病因治疗。女性患者要注意月经量,排除月经过多导致的贫血。

(3)中度及以上贫血(Hb<90 g/L)的女性,应在贫血得到彻底纠正后再考虑怀孕。

(4)贫血纠正后,孕期适当增加营养,定期检查,继续注意防治贫血。

(5)原因不明或经补充铁剂治疗后仍不能纠正贫血者应转诊至血液内科进行治疗。

第二节　遗传风险因素

遗传性疾病是指由于遗传物质发生改变而引起的疾病。遗传物质的突变或异常可以在生殖细胞(精子或卵子)中传递给下一代,导致疾病在家族中呈现一定的遗传模式。

遗传性疾病种类繁多,常见的包括单基因遗传病(如血友病、白化病、镰状细胞贫血等)、多基因遗传病(如高血压、糖尿病、精神分裂症等)以及染色体病(如唐氏综合征、特纳综合征等)。本章节各选取其中一种代表性遗传病进行介绍,了解遗传风险因素并遵循孕前优生指导建议,有助于降低出生缺陷的发生风险,提高生育质量。

1 遗传性非综合征型耳聋

遗传性耳聋是一种由遗传因素导致的听力障碍疾病,表现为不同程度和类型的听力损失。遗传性耳聋可分为综合征型耳聋和非综合征型耳聋。遗传性非综合征型耳聋是指遗传因素导致、不伴其他组织症状和体征的听力损害,约占遗传性耳聋的 70%,且绝大部分为符合孟德尔遗传规律的单基因遗传病。根据遗传方式不同,可分为常染色体隐性遗传、常染色体显性遗传、X—连锁遗传、Y—连锁遗传、线粒体遗传以及表观遗传等,以常染色体隐性遗传最为常见。

1.1 诊断标准

目前遗传性非综合征型耳聋的诊断主要依据家族病史、临床症状、听力学检查(如纯音测听、声导抗测试、耳声发射等)以及基因检测。基因检测技术的发展提高了诊断的准确性和特异性。若家族中多名成员有听力障碍,或患者出现先天性听力下降、渐进性听力损失等症状,结合相关检查结果,可做出诊断。

家族病史：了解家族中是否有类似听力问题的成员。家族中有多名成员患病时绘制家系图谱，进行家系分析，如图3-1所示。

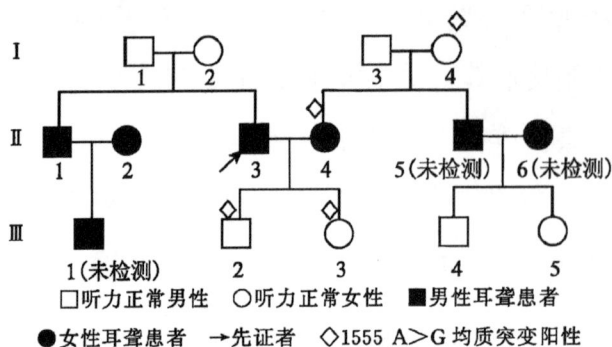

图3-1　遗传性非综合征型耳聋家系图谱一例

临床症状：包括出生时即存在的听力缺失、儿童时期逐渐出现的听力下降等。

听力学检查：用于评估听力损失的程度和类型。

耳聋程度标准：平均听阈20～34分贝为轻度耳聋，35～49分贝为中度耳聋，50～64分贝为中重度耳聋，65～79分贝为重度耳聋，80～94分贝为极重度耳聋，95分贝及以上为全聋。需要注意的是，耳聋程度的评估还需要结合患者的实际生活需求和适应能力等综合判断。

基因检测：明确相关基因突变，如GJB2、SLC26A4或线粒体基因等。

1.2　对子代的影响

GJB2、SLC26A4基因突变为常染色体隐性遗传病，对子代的影响主要有：如夫妇双方听力正常，但均为致病基因的携带者，子代患病概率为25%；如夫妇一方为耳聋患者，另一方为致病基因的携带者,子代患病概率为50%;男女发病机会相等。耳毒性药物敏感的线粒体基因1555位点突变,遵循母系遗传模式,即通过家庭中的女性成员向下传递。

1.3 风险评估及咨询指导

（1）建议孕前在遗传咨询专家的指导下进行全面的基因检测和遗传评估,确定遗传风险;向夫妇双方详细讲解遗传性耳聋的遗传规律和妊娠风险,使其了解可能的情况;对于风险夫妇,可考虑采取胚胎植入前遗传学诊断等技术,降低生育耳聋患儿的风险。

（2）对于携带遗传性耳聋基因的夫妇,若已明确基因类型和遗传方式,在充分咨询和评估后,可计划妊娠,孕期需要密切监测;若夫妇双方均携带相同的致聋基因,或已有一个子女患有遗传性耳聋,再次妊娠时胎儿患病风险较高,需谨慎考虑,风险分类为D类。

（3）如明确为线粒体基因1555位点突变,受检者及母系家族成员禁止使用氨基糖苷类药物。

2 先天性心脏病

先天性心脏病是一种在胎儿期心脏发育异常导致的心血管疾病,表现为心脏结构和功能的先天性缺陷,属于多基因遗传病。

2.1 诊断标准

目前先天性心脏病的诊断主要依据孕期超声检查、新生儿体格检查、症状表现以及影像学检查（如心脏彩超、CT等）。若在孕期超声中发现胎儿心脏结构异常,或新生儿出生后有心脏杂音、呼吸困难、发绀等症状,结合相关影像学检查结果作出诊断。

孕期超声检查：可在胎儿时期发现心脏结构的异常。

新生儿体格检查：注意有无心脏杂音、呼吸急促、发绀等。

症状表现：如喂养困难、反复呼吸道感染等。

影像学检查：心脏彩超能清晰显示心脏内部结构和血流情况，CT 等可辅助诊断。

2.2 对妊娠的影响

（1）对孕妇的影响

患有先天性心脏病的孕妇，由于孕期总血容量较非孕期增加30%～45%会导致心脏负担加重，不宜妊娠的先心病患者一旦妊娠或妊娠后心功能恶化，容易导致流产、早产、死胎，分娩时容易发生心衰，甚至死亡。

（2）对胎儿的影响

多数先天性心脏病为多基因遗传，双亲中任何一方患有先天性心脏病，孕产期发生胎儿生长受限、胎儿宫内窘迫及新生儿窒息等风险增加，围产儿死亡率是正常妊娠的 2～3 倍。子代发生先天性心脏病及其他畸形的概率增高。

2.3 风险评估及咨询指导

（1）向夫妇双方详细讲解先天性心脏病的遗传模式、发病风险和预后情况，使其有充分的认知；孕前建议进行全面的健康检查，包括家族史调查、基因检测、遗传咨询等；对于风险夫妇，孕期要严格按照医嘱进行产前检查和诊断，根据检查结果和专科医师咨询指导建议是否终止妊娠，风险分类为 D 类。

（2）有先天性心脏病家族史、孕妇孕期接触有害物质、感染病毒等高危因素的夫妇,胎儿患病风险增加,需要密切监测。

（3）若夫妇已生育过心脏结构严重异常,或伴有其他严重畸形的患儿,再发风险极高,建议至遗传门诊进一步咨询。

3 唐氏综合征

唐氏综合征是一种由于染色体异常导致的先天性疾病,主要特征为智力发育迟缓、特殊面容和多种身体结构异常。

3.1 诊断标准

唐氏综合征的诊断主要依据染色体核型分析、临床症状以及产前筛查结果。染色体核型分析是确诊的关键方法。若发现患者染色体存在 21 号染色体三体,或易位型、嵌合型等异常,结合典型的临床症状,如眼距宽、鼻梁低平、通贯掌、草鞋足等,即可做出诊断。

染色体核型分析:通过细胞培养和染色体显带技术,明确染色体异常情况。

临床症状:包括特殊面容、智力和生长发育迟缓、先天性心脏病等多种异常。

产前筛查:如血清学筛查、超声筛查等,提示高风险时需进一步检查确诊。

3.2 对妊娠的影响

男性唐氏综合征患者一般无生育能力,女性患者中有少数可以怀孕,但生育出生缺陷患儿的风险显著增加。

3.3 风险评估及咨询指导

女方年龄超过 35 岁、有唐氏综合征家族史、曾生育过唐氏综合征患儿等高危因素的夫妇,胎儿患病风险增加,向夫妇双方普及唐氏综合征的相关知识,包括病因、症状、遗传规律和妊娠风险等。建议孕前进行遗传咨询,孕期进行产前筛查和产前诊断,风险分类为D类。

第三节　感染风险因素

感染风险因素的评估对确保母亲和婴儿健康至关重要,有助于识别潜在的感染风险,从而制定并实施针对性的预防措施和管理策略,并进一步降低母亲和婴儿的健康风险,保障母婴健康。

1　结核病

结核病(tuberculosis,TB)是由结核分枝杆菌引起的一种慢性传染性疾病,可累及全身多个器官,以肺结核最为常见。

生殖器结核是由结核分枝杆菌侵入生殖器所引起的一种慢性肉芽肿疾病,直接影响生育力。生殖器结核病程缓慢,常无急性发病过程,症状依病情轻重、病程长短和侵犯部位而异,有的患者可无任何症状,有的患者则症状较重。

1.1　诊断标准

1.1.1　肺结核

肺结核的诊断主要依赖于临床表现、影像学检查以及实验室检查等多方面的综合分析。

临床表现:早期症状较轻微,可出现咳嗽、咳痰;痰中带血或咯血;长期不明原因低热;胸痛、盗汗以及体重下降等。

影像学检查：胸部 X 线或者 CT 是诊断肺结核的重要手段，能够直观地显示肺部病变范围、部位、形态和密度等，可发现早期轻微的结核病变。

病原学检查：如痰涂片检查、结核分枝杆菌培养和结核分枝杆菌核酸检测等，可以直接发现和鉴定结核分枝杆菌，是结核病诊断的金标准。

免疫学检查：结核菌素试验（PPD）普遍用于检查结核分枝杆菌的感染。PPD 检查阳性仅仅提示机体可能存在结核感染，不能直接诊断结核病。

1.1.2 生殖器结核

1.1.2.1 女性生殖器结核

女性生殖器结核多是由全身其他部位结核通过血行感染、直接蔓延和淋巴播散而来，多无特殊临床症状，常在诊断性刮宫、腹腔镜手术时发现。

临床表现：生殖器结核临床表现不一，多无临床表现，部分病人表现为原发性不孕、月经稀少、闭经、下腹坠痛等，或伴有发热、盗汗、乏力等全身性症状。

体格检查：多数患者阳性体征不多。严重时，腹部触诊有柔韧感或腹水体征；妇科检查发现囊性包块，其边界不清，不活动；一侧或两侧附件区触及大小不等、形态不规则的肿块；子宫活动差。

实验室检查：白细胞计数不高，分类中淋巴细胞增多；活动期血沉加快；结核菌素试验强阳性。

影像学检查：

（1）盆腔平片：盆腔平片中发现多个淋巴结或输卵管、卵巢部位的钙化影,对于生殖器结核的诊断意义极大。

(2)子宫输卵管碘油造影:生殖器结核患者常呈现特殊的显影图像。不规则钙化点散在盆腔两侧,子宫腔之边缘不规则,如鼠噬状、有壁龛或充盈缺损。病程长者宫腔变小或严重畸形。造影剂进入子宫肌层淋巴管而呈细网状,或可进入静脉血流。输卵管粗、细不均而成念珠状或僵直如铁丝状,失去自然的弯曲形态,有的出现壁龛及淋巴管显影,有的输卵管不显影。

病理检查:通过诊断性刮宫取子宫内膜做病理检查。

1.1.2.2 附睾结核

男性生殖系统结核相对少见,多见于结核高流行地区和 HIV 感染者,占泌尿生殖系统结核的 10%~20%。附睾是最常见受累部位,占 50%~70%。附睾结核需综合病史、体格检查、影像学检查、实验室检查和病理检查等进行诊断。在高流行地区,对不明原因的附睾肿块应高度怀疑结核。

病史:既往有结核接触史、泌尿系结核或局部脓疡和瘘管病史等。

临床表现:可有无痛性阴囊肿块、血精或不育,常伴低热、盗汗等全身症状。

体格检查:体检时可发现一侧或双侧附睾有增大、结节或肿物块。

实验室检查:

(1)血沉和 C 反应蛋白增高提示炎症活动但无特异性。

(2)尿液、精液或脓液样本进行结核分枝杆菌培养,阳性结果可确诊,存在培养时间长(2~8 周)、敏感性低的缺点。结核菌核酸检测(PCR)可检测附睾组织、尿液或精液中的结核分枝杆菌 DNA,

具有快速且特异性高的优势,适用于早期诊断。抗酸染色可快速检测分枝杆菌,但敏感性较低。血清学检查中的结核抗体检测特异性有限,仅能作为辅助诊断手段。

影像学检查:超声显示附睾钙化或结节。

病理检查:组织活检显示干酪样坏死、肉芽肿形成及朗汉斯巨细胞,提示结核感染。

1.2 对妊娠的影响

如果孕妇患有活动性结核病可增加流产、早产、低出生体重儿等不良妊娠结局及新生儿结核的发生风险。女性生殖器结核可能导致不孕。附睾结核可因结核杆菌感染导致附睾管腔堵塞、精子输出受阻,或破坏附睾功能使精子成熟障碍,造成不育。

1.3 风险评估及咨询指导

(1)可疑肺结核患者,应到专科医院诊治,在彻底治愈停药至少3个月后怀孕。风险分类为B类。

(2)结核活动期患者或有严重的器官功能损伤者,不宜妊娠。风险分类为X类。

(3)有结核病史的女性,若经过一段时间的无保护性生活未孕,应专科就诊排除生殖器结核。

(4)附睾结核患者应先规范抗结核治疗,待病情稳定、结核治愈后,全面评估生殖功能(包括精液质量、附睾及睾丸功能等),在医生指导下尝试备孕。

2 乙型病毒性肝炎

乙型病毒性肝炎是由乙型肝炎病毒(hepatitis B virus,HBV)感染后引起,以肝脏炎症性病变为主,会引起肝炎、肝硬化、肝癌的一种疾病,简称乙肝。HBV 可以通过血液、体液、母婴传播等途径传播。

2.1 诊断标准

结合患者的临床表现、病史和检查结果综合分析。

临床表现:有乏力、恶心呕吐、食欲减退、肝脏肿大等症状,黄疸型者巩膜及皮肤可出现黄染、伴有皮肤瘙痒。

实验室检查:

(1) 血清 HBV 标志物检测可确诊。

(2) 肝脏损伤时血清谷丙转氨酶(ALT)和谷草转氨酶(AST)活性升高,但并无病因特异性。

2.2 对妊娠的影响

妊娠期合并 HBV 感染容易出现母婴传播,发生早产、流产、死胎死产等不良妊娠结局,并可致产后出血。

男性精子携带的 HBV 可通过感染宫腔或带入受精卵的途径感染胎儿,增加胎儿畸形、流产、早产、胎死宫内的风险。

2.3 风险评估及咨询指导

乙型病毒性肝炎的风险评估及咨询指导见表 3-4。

表 3-4 HBV 感染标志物检查结果风险评估及咨询指导

乙型肝炎血清学检测					风险分类	优生指导建议
HBsAg	HBsAb	HBeAg	HBeAb	HBcAb		
−	−	−	−	−	B	未感染过乙肝,无保护性抗体,属于易感人群,建议接种乙肝疫苗

乙型肝炎血清学检测					风险分类	优生指导建议
HBsAg	HBsAb	HBeAg	HBeAb	HBcAb		
−	+	−	−	−	−	有保护性抗体,可以怀孕,为一般人群
+	−	−	+	+	C	检测 HBV-DNA 病毒拷贝数,如 HBV-DNA＜10^3 拷贝/mL,可以准备妊娠。如 HBV-DNA＞10^3 拷贝/mL,转诊肝病专科咨询能否妊娠。HBV-DNA ≥ 10^5 拷贝/mL,肝功能异常,暂不宜妊娠,转诊肝病专科诊治
+	−	+	−	+	C	乙肝病毒处于较为活跃的复制期,有较强的传染性,暂不宜妊娠,转诊肝病专科咨询治疗

3 梅毒

梅毒是由苍白密螺旋体引起的一种慢性全身性传染病。根据其传播途径可分为后天梅毒和先天梅毒。根据病程可分为早期梅毒和晚期梅毒。早期梅毒的病程在两年以内,包括一期、二期和早期潜伏梅毒。晚期梅毒的病程在两年以上,包括皮肤、黏膜、骨、眼等梅毒,心血管梅毒,神经梅毒,内脏梅毒和晚期潜伏梅毒。

3.1 诊断标准

结合病史和临床表现,根据实验室检查结果进行诊断。

病史:有胎传史或有不安全性行为、多性伴或性伴感染梅毒史、输血史等。

临床表现：

（1）早期：常见硬下疳、硬化性淋巴结炎、全身皮肤黏膜损害（梅毒疹、扁平疣、脱发及口、舌、咽喉或生殖器黏膜红斑、水肿和糜烂等）。

（2）晚期：可表现为永久性皮肤黏膜损害，并可侵犯心血管、神经系统等多种组织器官而危及生命。

实验室检查：

（1）病原体检查：取硬下疳损害渗出液或淋巴结穿刺液，暗视野显微镜检查或直接荧光抗体检查梅毒螺旋体确诊。

（2）非梅毒螺旋体血清学试验：包括性病研究实验室玻片试验（VDRL）和快速血浆反应素环状卡片试验（RPR）、甲苯胺红不加热血清试验（TRUST）等，检测非特异性抗体。若结果阳性，需进行梅毒螺旋体血清学试验确诊。

（3）梅毒螺旋体试验：包括梅毒螺旋体明胶颗粒凝集试验（TPPA）和荧光螺旋体抗体吸附试验（FTA-ABS）、ELISA、化学发光法等，检测特异性抗体。

（4）脑脊液检查：主要用于诊断神经梅毒。

3.2 对妊娠的影响

感染梅毒的妇女怀孕或妇女在怀孕期间感染梅毒，除了对胎儿不利外，也会对孕妇产生极大的影响，会导致病情进展，出现梅毒性关节炎、骨膜炎、心血管梅毒或神经系统梅毒等。梅毒螺旋体可通过胎盘传递给胎儿，导致胎儿生长受限、流产、早产、死胎死产、低出生体重儿和先天性梅毒儿等。

男性感染梅毒可通过诱发女方的宫内感染或直接带入受精卵影响胎儿。

3.3 风险评估及咨询指导

（1）暂缓怀孕，梅毒血清学筛查阳性的夫妇均应做进一步诊断，确诊后接受规范治疗。

（2）建议在治愈后两年再妊娠。在治疗期间和计划妊娠之前，应避免无保护的性生活，风险分类为 C 类。

4 淋病

淋病是一种由淋病奈瑟菌感染引起的性传播疾病，主要侵犯泌尿生殖系统，引起化脓性感染性炎症。淋病奈瑟菌主要通过性接触传播。

4.1 诊断标准

可根据不良的性接触史、临床表现结合实验室检查结果进行诊断。

病史：有不安全性行为、多性伴或性伴感染史。

临床表现：典型的男性淋病临床表现是尿急、尿频、尿痛、尿道口红肿，有黄绿色的脓性分泌物。女性主要是淋菌性宫颈炎的表现，如阴道分泌物增多、尿痛等，在宫颈口可能有脓性分泌物。

实验室检查：

（1）涂片检查：适用于尚未接受治疗的患者。从患者的尿道口、宫颈口或其他患病部位采集分泌物进行涂片、染色处理，置于显微镜下观察。检查见白细胞内革兰染色阴性双球菌有助于诊断。

（2）淋病奈瑟菌培养：是诊断淋病的金标准，淋病奈瑟菌培养能够观察到典型菌落，适用于临床症状轻微或不明显的男女患者。对于涂片检查结果不典型或呈阴性的病例，可考虑进行淋病奈瑟菌培养。

（3）核酸检测：若临床标本淋病奈瑟菌核酸检测结果阳性，有助于疾病的诊断。通常采用聚合酶链式反应（PCR）技术开展检测，对操作条件要求严苛，存在出现假阳性结果的可能性，需结合患者的临床表现来综合判断检测结果。

4.2　对妊娠的影响

淋病会危害女性生育力，导致宫颈炎、盆腔炎、慢性输卵管炎，引起宫外孕、不孕。

妊娠期淋病可引起羊膜腔内感染，导致流产、胎膜早破、早产等，分娩时通过产道感染引起新生儿淋菌性结膜炎、肺炎等，增加了新生儿的死亡率。产后淋球菌上行感染，可引起子宫内膜炎，产褥感染，严重时引起产后败血症。

淋病可影响男性性功能及精子活力和活率，伴有前列腺炎、精囊炎、附睾炎等并发症时更易导致不育。

4.3　风险评估及咨询指导

（1）淋病患者治愈后方可怀孕，孕期加强监测，风险分类为C类。

（2）性伴侣需同时治疗。

5　生殖道沙眼衣原体感染

生殖道沙眼衣原体感染是由沙眼衣原体（chlamydia trachomatis，

CT)引起的泌尿生殖系统的感染,是常见的性传播疾病。

5.1　诊断标准

应结合病史、临床表现和实验室检查结果综合分析而作出诊断。

病史:有不安全性行为、多性伴或性伴感染史。

临床表现:男性患者常表现为尿道分泌物增多、尿痛、尿频等症状;对女性而言,大多数无症状,可能有阴道分泌物增多、下腹部不适等症状。

实验室检查:核酸检测、抗原检测、细胞培养法等结果阳性。

5.2　对妊娠的影响

沙眼衣原体泌尿生殖道感染在男性初发感染为尿道炎,上行感染可引起前列腺炎、附睾炎;在女性初发感染为宫颈炎,上行感染可引起盆腔炎等,进而导致异位妊娠、不孕症等严重不良后果。孕妇感染后可引起早产、低出生体重儿及新生儿感染。

5.3　风险评估及咨询指导

沙眼衣原体感染患者应治愈后再怀孕,孕期加强监测,风险分类为 C 类。

6　TORCH 感染

TORCH 是一组病原微生物英文名称首字母的缩写组合。其中,T 代表弓形虫(toxoplasma,TOX),O 代表其他微生物(others,像梅毒螺旋体、微小病毒 B19 等),R 代表风疹病毒(rubella virus,RV),C 代表巨细胞病毒(cytomegalovirus,CMV),H 代表单纯疱疹病毒(herpes simplexvirus,HSV)。

由 TORCH 感染引发的围产儿所出现的一系列症状和体征,被称为 TORCH 综合征,表现有流产、死胎、早产、先天畸形等,即便胎儿存活,也可能在中枢神经系统等方面留下损害。

孕妇感染 TORCH 后,多数没有明显症状或者症状较为轻微,然而却能够将病毒垂直传播给胎儿,进而导致宫内感染。

6.1 风疹病毒感染

风疹病毒经呼吸道传播,潜伏期 2～3 周。

6.1.1 诊断标准

妇女血清中风疹病毒 IgG 抗体和(或)IgM 抗体阳性,或者病毒核酸检测阳性。

6.1.2 对妊娠的影响

风疹病毒最大的危害在于通过胎盘危害胎儿,母体孕期感染风疹病毒越早,传给胎儿的概率越大。

孕妇如果在怀孕早期感染风疹病毒,常可造成流产或死胎,还可导致胎儿发生先天性风疹综合征,引起胎儿畸形,并可能出现失聪、失明或心血管畸形。

6.1.3 风险评估及咨询指导

风疹病毒感染的风险评估及咨询指导见表 3-5。

6.2 巨细胞病毒感染

巨细胞病毒感染是最常见的先天性感染,多为隐匿性感染,感染者通常没有任何症状。

6.2.1　诊断标准

妇女血清中巨细胞病毒 IgG 抗体和(或)IgM 阳性,或者病毒核酸检测阳性。

6.2.2　对妊娠的影响

妊娠期间感染了巨细胞病毒,可能会导致流产、胎儿生长受限、早产、胎儿畸形等。胎儿畸形包括小头畸形伴智力低下、脉络膜视网膜炎、血小板减少、肝脾肿大、颅内钙化、听力减退、器官缺损、耳聋、唇腭裂等。

6.2.3　风险评估及咨询指导

巨细胞病毒感染的风险评估及咨询指导见表 3-5。

6.3　弓形虫感染

弓形虫感染由刚地弓形虫引起,人畜共患,传染源为动物。主要传播途径为食用生肉或奶制品、与猫狗等宠物密切接触、暴露于弓形虫卵污染物。

6.3.1　诊断标准

妇女血清中弓形虫 IgG 抗体和(或)IgM 阳性,或者病原体核酸检测阳性。

6.3.2　对妊娠的影响

孕期感染弓形虫可能会导致胎儿发育异常,引起流产、早产、死胎,胎儿出生后可表现为眼、心脏、神经系统等方面的先天性畸形。

6.3.3　风险评估及咨询指导

弓形虫感染的风险评估及咨询指导见表 3-5。

表 3-5　TORCH 感染风险评估及咨询指导

病原体	TORCH 血清学检查		风险分类	优生指导建议
	IgG	IgM		
RV	−	−	B	提示尚未形成抗病毒抗体。 可以怀孕,但怀孕期间接触病毒有感染的风险。 风疹病毒感染可引起流产、宫内死胎、胎儿多发性畸形等,为避免孕期感染导致的生育风险,建议孕前接种风疹疫苗,接种 3 个月后再考虑怀孕
	+	−	−	提示既往感染或注射过疫苗,已形成抗病毒抗体,可以怀孕,为一般人群。 妊娠期尤其是早期要注意复发感染和再感染
	−	+	B	可能是近期感染,也有可能 IgM 假阳性。 2 周后复查:如果结果不变,为非急性感染,提示 IgM 假阳性。如果 IgG 转阳,为急性感染。 孕前建议延迟怀孕。为避免孕期感染导致的生育风险,暂不宜怀孕,须监测 IgM 转阴后再准备怀孕
	+	+	B	感染活跃期或 IgM 长期持有,已产生抗体。为避免孕期感染导致的生育风险,暂不宜怀孕,须监测 IgM 转阴或复查后再准备怀孕
CMV	−	−	C	提示尚未形成抗病毒抗体。 可以怀孕,但怀孕期间接触病毒有感染的风险。 目前巨细胞病毒没有疫苗上市,孕期应注意个人防范和监测
	+	−	−	提示既往感染,已形成抗病毒抗体,可以怀孕,为一般人群。 妊娠期尤其是早期要注意复发感染和再感染
	−	+	B	可能是近期感染,也有可能 IgM 假阳性。 2 周后复查:如果结果不变为非急性感染,假阳性。如果 IgG 转阳,为急性感染。 孕前建议延迟怀孕。为避免孕期感染导致的生育风险,暂不宜怀孕,须监测 IgM 转阴后再准备怀孕
	+	+	B	感染活跃期或 IgM 长期持有,已产生抗体。为避免孕期感染导致的生育风险,暂不宜怀孕,须监测 IgM 转阴或复查后再准备怀孕

病原体	TORCH 血清学检查		风险分类	优生指导建议
	IgG	IgM		
TOX	–	–	C	提示尚未形成抗病毒抗体。 可以怀孕,但怀孕期间接触病原体有感染的风险,孕期应注意个人防范和监测
	+	–	–	提示既往感染,已形成抗体,可以怀孕,为一般人群
	–	+	B	可能是近期感染。也有可能 IgM 假阳性。 2 周后复查:如果结果不变为非急性感染,假阳性。如果 IgG 转阳,为急性感染。 孕前建议延迟怀孕。为避免孕期感染导致的生育风险,暂不宜怀孕,须监测 IgM 转阴后再准备怀孕
	+	+	B	感染活跃期或 IgM 长期持有,已产生抗体。为避免孕期感染或复查后导致的生育风险,暂不宜怀孕,须监测 IgM 转阴后再准备怀孕

第四节　慢病风险因素

　　慢病,即慢性非传染性疾病,是一个涵盖多种疾病的概括性总称,通常起病隐匿、病因复杂、病程长,并且缺乏确切的传染性生物病因证据。随着全球人口结构和生活方式的变化,慢病已成为全球的重大公共卫生问题。

　　育龄期妇女可能患有的慢病包括高血压、心脏病、糖尿病、甲状腺功能异常、肾脏疾病以及红斑狼疮等。了解这些疾病的风险因素,并遵循孕前优生健康检查咨询指导建议,可以降低新生儿出生缺陷的风险,保护母婴安全,进而提高母婴的整体健康水平。

1　高血压

高血压是一组常见的临床综合征,主要特征为体循环动脉血压持续增高。根据 2019 年世界卫生组织发布的《全球高血压报告》,全球高血压患者数量从 1990 年的 6.5 亿人增至 2019 年的 13 亿人,影响到全球三分之一的成年人。据统计,中国每 5 个成人中就有 1 人患高血压,高血压患者数量至少达到 2 亿人,呈现持续增长的趋势。然而,高血压的知晓率、治疗率和控制率较低,导致高血压引发的心血管并发症和其他健康问题较为严重。

1.1　诊断标准

《中国高血压防治指南(2023 版)》指出,成年人在静息状态下,收缩压≥140 mmHg 和(或)舒张压≥90 mmHg,应至少连续两次测量血压,且测量间隔为 1～2 周,一般需要不同日期进行 2～3 次测量来进行诊断,见表 3-6。

表 3-6　高血压分类标准

分类	收缩压		舒张压
正常血压	<120	和	<80
正常血压高值	120～139	和/或	80～89
高血压	≥140 mmHg	和/或	≥90
1 级高血压	140～159	和/或	90～99
2 级高血压	160～179	和/或	100～109

分类	收缩压		舒张压
3级高血压	≥180	和/或	≥110
单纯收缩期高血压	≥140	和	＜90

1.2 对妊娠的影响

（1）对孕妇的影响

孕前优生健康检查发现的高血压疾病常为慢性高血压，因生育期妇女年龄较轻，需要排除嗜铬细胞瘤、肾性高血压等继发性高血压疾病；孕前严重高血压或伴高血压心脏病等并发症，孕期可能加重病情，导致心衰、子痫、脑血管意外等严重并发症，甚至危及生命。

（2）对胎儿的影响

慢性高血压容易并发子痫前期，易导致胎儿生长受限、胎盘早剥、早产、胎死宫内等不良妊娠结局。

部分降血压药物可能导致胎儿畸形，如血管紧张素转换酶抑制剂（ACEI类）和血管紧张素Ⅱ受体阻滞剂（ARB类），故需在专科医生指导下严格掌握用药禁忌。

1.3 风险评估及咨询指导

（1）慢性高血压患者无明显并发症，风险分类为C类。准备怀孕的高血压女性，应先咨询专科医生，评估自身健康状况是否适合怀孕，必要时转诊心内科排除继发性高血压，若合并糖尿病、高血脂等其他疾病时需在专科医生指导下同时治疗，确保血压得到有效控制后再考虑怀孕。应在医生的指导下选择对胎儿影响较小的降压药,定期调整药物剂量,进行疗效监测,待血压平稳后再考虑怀孕,孕期需密切监测血压。

(2)血压≥160/100 mmHg 者,伴冠状动脉硬化,尤其合并肾脏功能不全、心脏扩大者,风险分类为 X 类,不宜妊娠。

2　心脏病

心脏病主要分为结构异常性心脏病、功能异常性心脏病和妊娠期特有心脏病三大类,以结构异常性心脏病为主,其中先天性心脏病占 35%～50%。妊娠合并心脏病在我国孕产妇死因顺位中居第二位,在妊娠期、分娩期和产褥期都有可能加重患者心脏负担并诱发心力衰竭。因此心脏病患者孕前咨询的关键是正确评估心功能状态能否耐受妊娠,以保障母婴健康。

2.1　诊断标准

询问既往心脏病史、心脏病类型、患病时间、有无心衰史、胜任劳动强度,目前有无心悸、气短、乏力等症状和详细体格检查尤其心脏专科体检,结合 X 线、心电图、超声心动图等辅助检查做出诊断,并需要对心功能进行分级。

纽约心功能分级:纽约心脏病协会依据患者生活能力情况,将心脏病患者心功能分为 4 级,见表 3-7。

表 3-7　纽约心功能分级

分级	临床表现
Ⅰ级	一般体力活动不受限
Ⅱ级	一般体力活动轻度受限,活动后心悸轻度气短,休息时无症状

分级	临床表现
Ⅲ级	一般体力活动明显受限,休息时无不适,轻微日常活动即感不适、心悸、呼吸困难或既往有心衰史
Ⅳ级	一般体力活动严重受限,不能进行任何体力活动,休息时有心悸、呼吸困难等心力衰竭表现

2.2　对妊娠的影响

（1）对孕妇的影响

孕妇总血容量较非孕期增加 30%～45%,至妊娠 32～34 周达到高峰,血容量增加可引起心排出量增加和心率加快,使心脏负担加重。从妊娠期、分娩期及产褥期对心脏的影响看,妊娠 32～34 周、分娩期(第一产程末、第二产程)、产后 3 d 内心脏负担最重,极易发生心衰甚至死亡,分娩时增加剖宫产机会。

（2）对胎儿的影响

不宜妊娠的心脏病患者一旦妊娠或妊娠后心功能恶化,容易导致流产、早产、死胎、胎儿生长受限、胎儿宫内窘迫及新生儿窒息。围产儿死亡率是正常妊娠的 2～3 倍。此外,某些心脏病药物对胎儿也存在潜在的毒性。多数先天性心脏病为多基因遗传,双亲中任何一方患有先天性心脏病,子代发生先天性心脏病及其他畸形的概率增加 5 倍。

2.3　风险评估及咨询指导

（1）患有心脏疾病或可能有心血管疾病风险的育龄女性,在考虑怀孕前,建议使用世界卫生组织(WHO)的危险分级方法评估心脏功能。该分级系统将危险程度从低危到高危共分为 4 级,在低危患者中,未发现孕妇死亡率的增加。WHO Ⅳ 级的情况有:任何原因的肺动脉高压、有严重症状的心功能不全、既往发生过围生期心肌病、左室功能受损者,属于极高危,孕妇死亡率高,因此不推荐怀孕。未经过手术治疗的房间隔或者室间隔缺损、已经修复的法洛四联症和大多数心律失常属于 WHO Ⅱ 级,需用纽约心功能分级标准评估是否适合妊娠。

（2）心脏病变较轻、心功能 Ⅰ～Ⅱ 级的患者,风险分类为 C 类,可在密切观察下继续妊娠。

（3）心脏病变复杂或较重、心功能 Ⅲ～Ⅳ 级的患者,风险分类为 X 类,存在极高的孕产妇死亡率,并可发生严重母儿并发症风险,故不宜妊娠。

（4）先天性心脏病是一种多基因遗传性疾病,子代再发风险较高,风险分类为 D 类。所有患有先天性心脏病的夫妇,经专科医生评估并认为适合怀孕后,应被告知怀孕和分娩可能加重心脏疾病或引发严重并发症。孕期应进行产前诊断,动态进行妊娠风险评估,以评估子代再发先天性心脏病的风险。

3　糖尿病

糖尿病是一种由于胰岛素相对或绝对分泌不足和（或）胰岛素利用障碍而导致的糖代谢功能紊乱的代谢性疾病,主要特征是血糖水平长期升高或尿糖呈阳性。糖尿病是导致心脑血管疾病、肾功能衰竭、残疾、死亡和心力衰竭的主要原因之一,同时具有明显的家族遗传特征。根据 2020 年中国流行病学数据统计,成人糖尿病患病率高达 11.2%。

3.1 诊断标准

(1)《中国 2 型糖尿病防治指南(2020 版)》仍遵循世界卫生组织(WHO)1999 年发布的标准。即在出现典型糖尿病症状(多尿、多饮、多食和消瘦)的基础上,满足以下三个诊断标准之一即可诊断糖尿病:空腹静脉血浆葡萄糖≥7.0 mmol/L;75 克葡萄糖负荷后 2 h 静脉血浆葡萄糖≥11.1 mmol/L;随机静脉血浆葡萄糖≥11.1 mmol/L。此外,为了与 WHO 标准保持一致,指南推荐在标准化检测方法和质量控制严格的医疗机构中,可将糖化血红蛋白≥6.5%作为糖尿病的补充诊断标准。如果患者没有典型临床症状,需要进一步复查来进行确诊。

(2)妊娠糖尿病的诊断标准:在妊娠 24～28 周,所有孕妇应接受 75 克葡萄糖耐量试验。如果在以下三个时间点中任何一个时间点的血糖水平高于下述标准,则可诊断为妊娠糖尿病:空腹血糖≥5.3 mmol/L;餐后 1 h 血糖≥10.0 mmol/L;餐后 2 h 血糖≥8.0 mmol/L。

(3)妊娠合并糖尿病一般采用 White 的分级标准,根据患病的年龄、病程和是否存在血管并发症分为 8 个级别,见表 3-8。

表 3-8　妊娠糖尿病 White 分级

分级	病程及血管并发症
A 级	妊娠期出现或发现的糖尿病
B 级	显性糖尿病,20 岁以后发病,病程小于 10 年
C 级	发病年龄 10～19 岁,或病程达 10～19 年
D 级	10 岁前发病或病程≥20 年或合并单纯性视网病

分级	病程及血管并发症
F 级	糖尿病性肾病
R 级	眼底有增生性视网膜病变或玻璃体积血
H 级	冠状动脉粥样硬化性心脏病
T 级	有肾移植史

3.2 对妊娠的影响

妊娠合并糖尿病对母儿的影响及其程度取决于糖尿病病情及血糖控制水平。

（1）对孕妇的影响

糖尿病病情加重,甚至危及孕妇生命;易出现反复发作的外阴阴道假丝酵母菌病;妊娠高血压病的发生风险增加;感染的发生风险增加;易发生酮症酸中毒,羊水过多发生风险增加;难产、手术产概率增加。

（2）对胎儿的影响

易发生流产和早产,胎儿生长受限、足月小样儿、围产儿死亡、胎儿畸形、巨大儿或大于胎龄儿及低血糖、呼吸窘迫综合征、产伤、高胆红素血症、低血钙、红细胞增多症等新生儿并发症。

3.3 风险评估及咨询指导

（1）美国糖尿病学会 2023 年发布的《妊娠合并糖尿病诊治指南》推荐,对所有患有糖尿病且计划妊娠的育龄女性常规进行糖尿病相关的孕前咨询(证据等级 A 级)。在计划妊娠之前,应认真地回顾糖尿病及其相关病史,并接受内分泌科和妇产科医师的共同评估,以确定是否适合怀孕。在糖尿病未得到满意控制之前,应积极采取避孕措施。

（2）在计划怀孕前,应进行如下准备：全面检查；停用口服降糖药物,改用胰岛素控制血糖；严格控制血糖,加强血糖监测；严格将血压控制在 130/80 mmHg 以下；停用他汀类及贝特类调脂药物；加强糖尿病宣传教育；戒烟。加强对患者的教育,强调控制血糖水平的重要性,并告知高血糖对母婴可能造成的风险。

（3）A 级、B 级、C 级糖尿病患者,在密切监护和积极治疗下,若血糖控制良好且稳定,风险分类为 C 类,可以继续妊娠。

（4）D 级、F 级、R 级、H 级、T 级糖尿病患者对母儿有较大危险,风险分类为 X 类,不宜妊娠,如果已经怀孕应尽早终止妊娠。

4　甲状腺功能异常疾病

甲状腺功能异常疾病是指甲状腺分泌的甲状腺激素过多或过少,导致机体代谢和生理功能出现紊乱的疾病。在怀孕早期,即胎儿的甲状腺功能完全建立之前（通常是妊娠 20 周以前）,胎儿脑发育所需的甲状腺激素主要依赖于母体供给。母体甲状腺激素不足可能会影响胎儿的智力发育。因此,甲状腺功能检查是孕前优生检查的重要组成部分,建议在计划怀孕前的 3～6 个月内进行。

4.1　甲状腺功能减退症

甲状腺功能减退症,简称甲减,是由于甲状腺激素的合成、分泌或生物效应不足而引发的一种综合征。

4.1.1 诊断标准

病因：包括甲状腺手术、甲亢 I^{131} 治疗、Graves 病、桥本甲状腺炎病史和家族史等。

临床症状：典型症状包括疲劳、体重增加、便秘、皮肤干燥等代谢率减低的表现，以及交感神经兴奋性下降的症状。由于该病病情隐匿，发病较慢，早期病人可能缺乏特异表现。

实验室检查：通常表现为血清中的促甲状腺激素（TSH）水平增高，而总甲状腺素（TT_4）和游离甲状腺素（FT_4）水平降低；若仅有 TSH 增高，而 TT_4 和 FT_4 水平在正常范围内，则可能属于亚临床甲状腺功能减退状态。

4.1.2 对妊娠的影响

（1）对孕妇的影响

甲减可增加孕妇发生难产、子痫前期、胎盘早剥、产后出血、心功能不全等产科并发症的风险。

（2）对胎儿的影响

未经治疗的甲减孕妇，可能导致流产、胎儿宫内窘迫、早产以及低出生体重儿的发生。同时，母体的甲状腺激素缺乏也可能增加后代智力发育障碍的发生风险。

4.1.3 风险评估与咨询指导

（1）建议所有计划怀孕的妇女进行甲状腺功能检测，尤其是有甲状腺病史的妇女，在怀孕前应控制和治疗甲状腺功能异常，并经专科医生评估是否适合怀孕。

（2）关于围孕期用药安全问题：妊娠期间，左旋甲状腺素（L-T_4）替代剂量通常较非妊娠状态时增加 30%～50%；如果妊娠期间首次诊断为甲减，应立即进行 L-T$_4$ 治疗，使血清 TSH 尽快达到妊娠状态的正常参考范围(0.3～2.5 mIU/L)。

（3）妊娠前已确诊的甲减患者，在计划怀孕前需要调整 L-T$_4$ 剂量，使血清 TSH 水平维持在正常参考范围内。怀孕期间，需密切监测甲状腺功能，并根据需要继续补充甲状腺素，风险分类为 C 类。

（4）若甲减患者出现严重的并发症，则不宜妊娠，风险分类为 X 类。

4.2 甲状腺功能亢进症

甲状腺功能亢进症，简称甲亢，是一种常见的内分泌疾病，由多种因素引起甲状腺激素分泌过多，进而引起机体神经、循环、消化等系统的兴奋性增高和代谢亢进。妊娠合并甲亢的发病率为 0.2‰～1‰。

4.2.1 诊断标准

临床症状：包括不明原因的体重下降、低热、腹泻、手抖、心动过速、房颤、月经紊乱、闭经等高代谢表现症候群。

甲状腺体征：甲状腺肿和(或)甲状腺结节，少数病例可能没有明显甲状腺体征。

实验室检查：总 T$_4$(TT$_4$)、游离 T$_4$(FT$_4$)、TT$_3$、FT$_3$ 水平增高，原发性甲亢时 TSH 水平降低。

4.2.2 对妊娠的影响

（1）对孕妇的影响

易发生子痫前期、妊娠糖尿病等并发症，且在分娩、手术、感染、精神紧张、疲劳、饥饿等应激情况下易发生甲亢危象,并可进一步导致心脏、肝脏功能衰竭、水电解质紊乱,甚至可能危及患者生命。

（2）对胎儿的影响

未控制的甲亢可能导致妊娠妇女流产、早产、妊娠高血压综合征、胎盘早剥等的发生率增加,增加早产儿、胎儿生长受限、足月低体重儿等风险。母体的甲状腺刺激性抗体(TSAb)可能通过胎盘刺激胎儿的甲状腺,引起胎儿或新生儿甲亢。

4.2.3 风险评估与咨询指导

（1）所有计划怀孕的妇女应进行甲状腺功能检测,尤其对于有甲状腺疾病史的妇女,应由专科医生评估是否适合怀孕。

（2）甲亢未控制的患者,风险分类为 C 类。建议先治疗至病情稳定后再考虑怀孕,且孕期需密切监测甲状腺功能。

（3）正在接受抗甲状腺药物治疗的患者应在血清 TT_3 或 FT_3、TT_4 或 FT_4 水平达到正常后,改用对胎儿影响较小的丙硫氧嘧啶再考虑怀孕。若妊娠期间发现甲亢,告知患者及胎儿风险后,如选择继续怀孕,首选丙硫氧嘧啶治疗,风险分类为 C 类。

（4）甲亢患者如有严重并发症,则不宜怀孕,风险分类为 X 类。

5 慢性肾脏病

各种原因引起的肾脏结构或功能异常≥3 个月为慢性肾脏病(chronic kidney disease,CKD)。主要病因包括各种急慢性肾炎、肾病综合征、肾盂肾炎、多囊肾、肾脏肿瘤等原发性肾脏病,以及继发于糖尿病、高血压、泌尿系统结石、子痫前期、妊娠期急性脂肪肝、血栓性血小板减少性紫癜、溶血性尿毒症、系统性红斑狼疮、抗磷脂综合征及肾毒性药物等。CKD 影响约 3% 的育龄期妇女，妊娠期肾脏负担加重，对母胎均有不利的影响。

5.1 诊断标准

出现肾脏损伤标志（白蛋白尿、尿沉渣异常、肾小管相关病变、组织学检查异常以及影像学检查异常）或有肾移植病史，伴或不伴肾小球滤过率（GFR）下降；或不明原因的 GFR 下降（$<60\ \mathrm{mL/min}$）$\geqslant 3$ 个月。

5.2 对妊娠的影响

（1）女性肾病患者

妊娠期特有的生理变化使女性患者更容易发生急性肾损伤和泌尿系统感染，导致母体原有疾病加重、蛋白尿增多、血压升高、子痫前期发病率增加、剖宫产率增加，造成自然流产、胎儿发育异常、胎儿生长受限、死胎、死产、早产、新生儿重症监护室入住率升高等不良结局。

（2）男性肾病患者

由于疾病本身和治疗药物的作用，可能会影响男性患者的性腺生精功能和精子质量，也可能会引发男性性功能障碍；即使女方成功受孕，发生自然流产、胎儿畸形等不良结局的可能性也会增加。

5.3 风险评估与咨询指导

孕前 CKD 分期是决定母儿预后的重要因素。除糖尿病肾病和狼疮性肾炎外，CKD 的病因与妊娠结局关系不大。孕前需在肾病专科医生的指导下进行全面检查，了解病情，由肾病专科医生评估后决定能否妊娠。

（1）CKD 早期（CKD 1～2 期）仅有轻微肾脏损害,血压基本正常,无或微量蛋白尿,妊娠结局较好。因此,肾小球肾炎、狼疮性肾炎、糖尿病肾病、肾移植后等女性患者可待病情控制稳定,经专科医生评估确认后再妊娠,并在医生的指导下及时调整治疗药物,避免使用致畸药物;孕期还要接受产科和肾病专科医生的严密观察、定期随访和咨询指导,风险分类为 C 类。

（2）CKD 中晚期（CKD 3～5 期）患者妊娠出现肾功能下降和不良妊娠结局的风险明显升高。因此,CKD 3～5 期的女性患者及高血压、蛋白尿药物控制不佳的女性患者、伴中重度肾功能损害的糖尿病肾病的女性患者、发病 2 年内的女性狼疮性肾炎患者、进行血液透析和腹膜透析的女性患者应充分了解自身的病情以及妊娠的风险,推迟或取消妊娠计划,风险分类为 X 类。

（3）男性 CKD 患者在药物停用且疾病稳定的情况下可以生育后代,孕期需要密切监测,风险分类为 C 类。

6 系统性红斑狼疮

系统性红斑狼疮（systemic lupus erythematosus,SLE）是一种以致病性自身抗体和免疫复合物形成并介导器官、组织损伤的自身免疫病,临床上常存在多系统受累表现,血清中存在以抗核抗体为代表的多种自身抗体。我国患病率为 30.13～70.41/10 万,以女性多见,尤其是 20～40 岁的育龄期女性。

6.1 诊断标准

2019 年欧洲抗风湿病联盟（European League Against Rheumatism,

EULAR)联合美国风湿病学会(American College of Rheumatology, ACR)基于1997年ACR制定的SLE分类标准共同推出了2019年EULAR/ACR SLE分类标准,进一步提高了SLE分类标准的敏感性和特异性。该标准包括1条入围标准、10个方面、18条标准,每条标准均需排除感染、恶性肿瘤、药物等原因,既往符合某条标准者亦可计分,在每个方面取最高权重得分计入总分,总分>10可分类为SLE,见表3-9。

表3-9 2019年EULAR/ACR SLE分类标准

临床领域或标准	定义	权重
全身状况	发热>38.3℃	2分
血液系统	白细胞减少(<4 000/mm^3)	3分
	血小板减少(<100 000/mm^3)	4分
	溶血性贫血	4分
神经系统	谵妄	2分
	精神异常	3分
	癫痫	5分
皮肤黏膜	非瘢痕性脱发	2分
	口腔溃疡	2分
	亚急性皮肤狼疮或盘状狼疮	4分
	急性皮肤狼疮	6分
浆膜腔	胸腔积液或心包积液	6分
	急性心包炎	6分
肌肉骨骼	关节受累,至少两个及以上关节肿胀压痛或伴有>30 min的晨僵	6分

临床领域或标准	定义	权重
肾脏	蛋白尿＞0.5 g/24 h	4 分
	肾活检：Ⅱ或Ⅴ型狼疮肾炎	8 分
	肾活检：Ⅲ或Ⅳ型狼疮肾炎	10 分
抗磷脂抗体	抗心磷脂抗体/β2GP1/狼疮抗凝物，一项及以上阳性	2 分
补体	补体 C3 或 C4 下降	3 分
	补体 C3 和 C4 下降	4 分
特异抗体	抗 dsDNA 或抗 Sm 抗体阳性	6 分

（1）入围标准

抗核抗体（ANA）滴度曾≥1∶80（HEp－2 细胞方法）：

① 如果不符合，不考虑 SLE 分类；

② 如果符合，进一步参照附加标准。

（2）附加标准说明

① 如果该标准，可以被其他比 SLE 更符合的疾病解释，不计分；

② 标准至少一次出现就足够；

③ SLE 分类标准要求至少包括 1 条临床分类标准以及总分＞10 分可诊断；

④ 所有的标准，不需要同时发生，在每个定义维度，只计算最高分。

6.2 对妊娠的影响

（1）对孕妇的影响

SLE 女性患者如果妊娠，将会影响病情，约有 1/3 患者病情加重,可增加妊娠期疾病发作的概率,少数可并发肾衰竭甚至死亡。

（2）对胎儿的影响

SLE 女性患者妊娠后有很高的流产、早产、胎儿生长受限和死胎、死产风险,还可引起胎儿和新生儿狼疮。

6.3 风险评估与咨询指导

向 SLE 女性患者及其家属充分告知妊娠的风险及潜在的妊娠相关并发症,根据个体化风险评估结果充分告知可能发生的不良事件,并了解患者及其家属的生育需求与期望。

SLE 患者在同时满足下述条件时方可考虑妊娠：SLE 病情稳定>6 个月、口服泼尼松≤15 mg/d(或等效剂量的非含氟类糖皮质激素)、停用可能致畸药物(如环磷酰胺、甲氨蝶呤、吗替麦考酚酯、来氟米特、雷公藤等)至所需时间、24 h 尿蛋白定量≤0.5 g 且无重要脏器损害。孕前需在风湿免疫专科医生的指导下进行全面检查,了解病情,评估妊娠风险,调整治疗药物等,孕期需要密切监测。风险分类为 C 类。

SLE 患者如果有以下任一情况都不宜妊娠：肺动脉高压、重度限制性肺疾病(如用力肺活量(FVC)<1 L)、严重心力衰竭、慢性肾衰竭(血肌酐>247 μmol/L)、既往严重的子痫或子痫前期以及难以控制的 HELLP 综合征导致胎儿丢失、既往 6 个月曾出现 SLE 病情活动、卒中。风险分类为 X 类。

7 风湿热

风湿热(rheumaticfever,RF)是一种因 A 组链球菌(group A

streptoc occus，GAS)咽部感染后反复发作的急性或慢性全身结缔组织炎症,主要累及关节、心脏、皮肤和皮下组织,偶可累及中枢神经系统、血管、浆膜及肺、肾等内脏器官。临床表现多样,以关节炎和心脏炎症为主,亦可伴有发热、皮疹、皮下结节、边缘性红斑、舞蹈病等。本病发作呈自限性,但如果早期没有得到及时治疗,后期也没有进行预防再发的治疗,反复或严重发作后常遗留轻重不一的心脏损害,可导致永久性心脏瓣膜损伤和风湿性心脏病。

7.1 诊断标准

RF临床表现多种多样,迄今尚无特异性的诊断方法,临床上多沿用美国心脏协会(American Heart Association,AHA)1992年修订的Jones诊断标准,2015年AHA再次对Jones诊断标准进行了修订。该标准主要依靠临床表现,辅以实验室检查。最新的标准将超声心动图和多普勒彩色血流图作为心脏炎的诊断工具,此外,将总体人群发病风险分为低风险人群和中高风险人群,单发性关节炎或多发性关节痛是中高风险人群的主要标准之一。新的标准提高了RF诊断的特异性,尤其是在RF罕见的低风险人群,见表3-10。

表3-10　2015年Jones诊断标准

A 所有患者必须具备前驱 GAS 感染证据[a]	
初发风湿热	2项主要表现或1项主要表现加2项次要表现
复发风湿热	2项主要表现或1项主要表现加2项次要表现或3项次要表现

（续表）

B 主要表现	
低风险人群[b]	中高风险人群
1．心脏炎（临床或亚临床）[c]	1．心脏炎（临床或亚临床）
2．关节炎（必须为多发性关节炎）	2．关节炎 a）单发性关节炎或多发性关节炎 b）多发性关节痛[d]
3．舞蹈病	3．舞蹈病
4．环形红斑	4．环形红斑
5．皮下结节	5．皮下结节

C 次要表现	
低风险人群	中高风险人群
1．多关节痛	1．单关节痛
2．发热≥38.5℃	2．发热≥38.0℃
3．ESR≥60 mm/h 和/或 CRP≥3.0 mg/dL	3．ESR≥30 mm/h 和/或 CRP≥3.0 mg/dL
4．心电图：校正年龄后 PR 间期延长[e]	4．心电图：校正年龄后 PR 间期延长

注：[a]前驱 GAS 感染证据是指：（1）ASO 滴度或抗 DNA 酶－B 滴度升高；（2）咽喉拭子培养溶血性链球菌阳性；（3）快速链球菌抗原试验阳性。满足以上任何一条即可。

[b]低风险人群是指风湿热的发病率在学龄儿童（5～14 岁）中小于 2/10 万人每年，或所有风湿性心脏病患病率小于 1/1 000 人每年。

[c]临床心脏炎是指听诊提示二尖瓣和主动脉瓣反流杂音。亚临床心脏炎是指瓣膜区听诊无反流杂音，但超声心动图提示有心脏瓣膜炎。

[d]关节表现不能同时列为主要表现和次要表现。

[e]心脏炎已列为主要表现，则心电图表现不能作为 1 项次要表现。

7.2　对妊娠的影响

（1）对孕妇的影响

RF 在早期诊断、及时治疗后是可以治愈的，绝大多数的风湿热患者不会影响怀孕。合并心脏损害的患者妊娠极易发生心衰甚至死亡,分娩时增加剖宫产机会。

（2）对胎儿的影响

合并心脏损害的患者妊娠发生流产、死胎、死产的风险增加,且治疗过程中使用的药物有可能对胎儿产生不良影响。

7.3　风险评估与咨询指导

RF 女性患者一旦明确诊断后就需要到风湿免疫科评估病情并进行积极规范的治疗,在产科、风湿免疫科医生的指导下有计划地妊娠。病情稳定且无重要脏器损害或各受损脏器功能恢复正常时可以妊娠,及时调整治疗药物,确诊妊娠后应定期至产科、风湿免疫科监测病情,风险分类为 C 类。当疾病处于活动期,多器官或系统受累,免疫学指标显著异常时,不宜妊娠,风险分类为 X 类。

8　类风湿性关节炎

类风湿性关节炎（rheumatoid arthritis,RA）是一种以侵蚀性、对称性多关节炎为主要临床表现的慢性、全身性自身免疫性疾病。基本病理改变为关节滑膜的慢性炎症、血管翳形成,并逐渐出现关节软骨和骨破坏,最终导致关节畸形和功能丧失。流行病学资料显示,RA 可发生于任何年龄,80% 发病于 35～50 岁,该疾病在女性中的发病率约为男性的 2～3 倍。我国 RA 的患病率为 0.32%～0.36%。

8.1　诊断标准

2010 年美国风湿学会（ACR）和欧洲抗风湿病（EULAR）联合

提出了新的 RA 分类标准和评分系统,该标准包括关节受累情况、血清学指标、滑膜炎持续时间和急性时相反应物 4 部分,总得分 6 分以上可确诊 RA,见表 3-11。

表 3-11　2010 年 ACR/EULAR 的 RA 分类标准

项目		评分
关节受累情况		0~5 分
中大关节	1 个	0
	2~10 个	1
小关节	1~3 个	2
	4~10 个	3
至少一个为小关节	>10 个	5
血清学指标		0~3 分
RF 和抗 CCP 抗体均阴性		0
RF 或抗 CCP 抗体低滴度阳性		2
RF 或抗 CCP 抗体高滴度阳性(正常上限 3 倍)		3
滑膜炎持续时间		0~1 分
<6 周		0
≥6 周		1
急性时相反应物		0~1 分
CRP 和 ESR 均正常		0
CRP 或 ESR 异常		1

注:1.受累关节指关节肿胀疼痛,小关节包括:掌指关节、近端指间关节、第 2~5 跖趾关节、腕关节,不包括第一腕掌关节、第一跖趾关节和远端指间关节;大关节指肩、肘、髋、膝和踝关节。2.RF:类风湿因子;抗 CCP 抗体:抗环瓜氨酸肽抗体;CRP:C 反应蛋白;ESR:红细胞沉降率。

8.2　对妊娠的影响

（1）对孕妇的影响

疾病活动性、使用非甾体类抗炎药，＞7.5 mg/d 的泼尼松与 RA 患者的受孕时间延长相关。大部分女性患者在妊娠期症状得到改善，但产后疾病会恶化。

（2）对胎儿的影响

妊娠合并 RA 并不会增加先天畸形或围产期病死率，但流产、早产、子痫前期、足月小样儿等可能与 RA 相关。

8.3　风险评估与咨询指导

RA 患者孕前需要详细咨询风湿免疫科医生，评估疾病状态，了解妊娠相关注意事项，在其指导下进行有计划的妊娠。计划妊娠的女性治疗 RA 时既要考虑疾病的活动性，也要注意避免药物对母儿的毒副反应。传统的抗风湿药物如甲氨蝶呤、来氟米特和免疫抑制剂如利妥昔单抗、阿巴西普等具有致畸性和流产的风险，要求停药 7 个月（或至少 3 个月）才能怀孕。非甾体抗炎药、柳氮磺吡啶、羟氯喹和 TNF 抑制剂在妊娠期使用较为安全。

RA 患者在病情得到适当控制的前提下妊娠，孕期需要密切监测，风险分类为 C 类。活动期的 RA 患者四肢关节肿痛、活动受限，若病情较严重，可累及心、肺等，一旦妊娠，可使病情加重，危及生命，不宜妊娠，风险分类为 X 类。

第五节　生殖风险因素（女性）

由于女性生殖系统结构的复杂性和功能的特殊性，生殖健康问题在女性中十分常见。女性生殖健康问题不仅会影响生活质量，还可能会影响女性的生育力。常见的女性生殖健康问题包括生殖系统疾病、不良妊娠史等。通过开展女性生殖系统检查，了解既往生殖健康状况，识别可能存在的生殖健康风险因素，给予孕前优生健康指导，有助于计划怀孕女性保持良好的生殖健康状况，为妊娠提供有利的环境。

1 女性生殖器官畸形

女性生殖器官在形成、分化过程中，若受到某些内源性因素（如基因或染色体异常等）或外源性因素（如使用性激素类药物）的影响，原始性腺的分化、发育、内生殖始基的融合、管道腔化和发育以及外生殖器的衍变可发生改变，导致各种女性内外生殖器官畸形发生。

1.1 诊断标准

女性生殖器官畸形发生的部位不同可出现不同的临床症状，如闭经、生殖器官梗阻症状、不良妊娠结局、性交困难等，可伴有泌尿系统发育异常症状或合并其他器官畸形。

应根据病史、体格检查、影像学检查、子宫输卵管造影、内镜检查等来明确诊断。

1.2 对妊娠的影响

女性常见生殖器官畸形对妊娠的影响见表3-12。

1.3 风险评估及咨询指导

常见女性生殖器官畸形的风险评估及咨询指导建议，见表3-12。

表 3-12　常见女性生殖器官畸形风险评估及咨询指导

疾病	对妊娠的影响	风险分类	优生指导建议
处女膜闭锁	矫治手术后有可能妊娠	B 类	确诊后及时手术治疗,建议至妇产科咨询诊疗
MRKH 综合征	无法妊娠	X 类	无生育能力
完全性阴道横隔	矫治手术后有可能妊娠	B 类	手术切除横隔,建议至妇产科咨询诊疗
先天性无子宫或始基子宫	无法妊娠	X 类	无生育能力
幼稚子宫	易出现流产、早产、胎位异常,难产和产后出血等不良妊娠结局	C 类	建议至妇产科咨询诊疗
残角子宫	易发生子宫破裂	C 类	建议到妇产科手术切除残角子宫及同侧输卵管
双子宫	易发生流产、早产、胎位异常或难产	C 类	建议至妇产科咨询诊疗
双角子宫	可发生流产、早产、胎位异常	C 类	若出现反复流产,可行子宫整形术,建议至妇产科咨询诊疗
纵隔子宫	可发生流产、早产、胎膜早破等	C 类	建议至妇产科咨询诊疗,必要时手术治疗

2 外阴及阴道炎症

外阴及阴道炎症是妇科最常见的疾病,各年龄组均可发病。常见的种类有前庭大腺炎症、滴虫性阴道炎、外阴阴道假丝酵母菌病、细菌性阴道病、非特异性阴道感染及混合性阴道感染等。依据病史、妇科检查、白带常规检查等可协助诊断。

2.1 前庭大腺炎症

前庭大腺炎症由病原体侵入前庭大腺所致,可分为前庭大腺炎、前庭大腺脓肿和前庭大腺囊肿。生育期妇女多见。

2.1.1 诊断标准

临床表现:前庭大腺炎起病急,多为一侧。初起局部产生肿胀、疼痛、灼热感,若感染加剧,脓肿形成并快速增大,患者疼痛剧烈,行走不便。前庭大腺囊肿多为单侧,若体积小且没有合并急性感染时,患者通常无自觉症状。若囊肿增大,可感到外阴有坠胀感、疼痛或者性交不适。

妇科检查:前庭大腺炎妇检时可见局部皮肤红肿、压痛明显,患侧前庭大腺开口处有时可见小白点。脓肿成熟时局部可触及波动感。前庭大腺囊肿妇检时可见患侧前庭窝外侧肿大,在阴部后下方可触及囊性无痛性包块。

实验室检查:分泌物做细菌培养常见葡萄球菌、大肠埃希菌、链球菌、肠球菌等病原体。

2.1.2 对妊娠的影响

前庭大腺炎症对妊娠的影响见表 3-13。

表 3-13　常见外阴及阴道炎症风险评估及咨询指导

疾病	对妊娠的影响	风险分类	优生指导建议
前庭大腺炎症	一般对妊娠影响不大,但妊娠期间可能复发	B 类	至妇产科咨询诊疗
滴虫性阴道炎	易造成胎膜早破、早产等	B 类	治愈后妊娠,性伴侣应同时治疗,治疗期间避免无保护的性生活
外阴阴道假丝酵母菌病(VVC)	易造成胎膜早破等	B 类(复发性 VVC: C 类)	(1) 积极寻找并去除致病诱因。(2) 建议规范化治疗炎症后复查,镜检阴性方可妊娠。妊娠期应防本病复发。(3) 不可进行阴道冲洗。(4) 急性期间避免性生活。(5) 复发性 VVC:先行强化治疗,达到真菌治愈后,给予巩固治疗至半年
细菌性阴道病(BV)	易造成胎膜早破、早产等	B 类	治愈后妊娠,无须常规对性伴侣进行治疗

2.1.3　风险评估及咨询指导

前庭大腺炎症的风险评估及咨询指导见表 3-13。

2.2　滴虫性阴道炎

滴虫性阴道炎是由阴道毛滴虫引起的阴道炎症,也是常见的性传播疾病。

2.2.1　诊断标准

根据典型临床表现容易诊断,阴道分泌物中找到滴虫即可确诊。

临床表现：主要症状是阴道分泌物增多（稀薄脓性、泡沫状、有异味）及外阴瘙痒，间或出现灼热、疼痛、性交痛等。

妇科检查：阴道黏膜充血，严重者有散在的出血点。

实验室检查：显微镜检查阴道分泌物的湿片，见到呈波状运动的滴虫。

2.2.2 对妊娠的影响

滴虫性阴道炎对妊娠的影响见表3-13。

2.2.3 风险评估及咨询指导

滴虫性阴道炎的风险评估及咨询指导见表3-13。

2.3 外阴阴道假丝酵母菌病

外阴阴道假丝酵母菌病（vulvovaginal candidiasis，VVC）是由假丝酵母菌引起的常见的外阴阴道炎症。临床可分为单纯性VVC和复杂性VVC（包括复发性VVC、重度VVC、妊娠期VVC等）。

2.3.1 诊断标准

临床表现：外阴阴道瘙痒夜间尤甚、阴道分泌物增多，呈凝乳块或豆渣样，可伴随外阴部灼热痛、性交痛或排尿痛。

妇科检查：外阴红斑、水肿，阴道黏膜红肿、小阴唇内侧及阴道黏膜附有白色块状物，擦除后露出红肿黏膜面，急性期还可见到糜烂及浅表溃疡。

实验室检查：显微镜检查阴道分泌物，检出假丝酵母菌的芽生孢子或假菌丝即可确诊。

2.3.2 对妊娠的影响

外阴阴道假丝酵母菌病对妊娠的影响见表3-13。

2.3.3 风险评估及咨询指导

外阴阴道假丝酵母菌病的风险评估及咨询指导见表 3-13。

2.4 细菌性阴道病

细菌性阴道病（bacterial vaginosis，BV）是由阴道内菌群失调所致的混合感染，以阴道分泌物增多、稀薄均质、带有鱼腥臭味为主要表现。

2.4.1 诊断标准

采用 Amsel 临床诊断标准，以下 4 条指标中具备任意 3 条或以上，即可诊断为细菌性阴道病，多数认为线索细胞阳性是必备条件：

（1）线索细胞阳性；

（2）均质、稀薄、灰白色阴道分泌物，常黏附于阴道壁；

（3）阴道分泌物 pH 值＞4.5；

（4）胺试验阳性。

2.4.2 对妊娠的影响

细菌性阴道病对妊娠的影响见表 3-13。

2.4.3 风险评估及咨询指导

细菌性阴道病的风险评估及咨询指导见表 3-13。

3 子宫颈炎

子宫颈炎是育龄妇女常见的生殖道炎症，包括子宫颈阴道部及子宫颈管黏膜炎症。临床上多见的急性子宫颈炎是子宫颈管黏膜炎，若得不到及时治疗或病原体持续存在，可致慢性子宫颈炎症。

3.1 急性子宫颈炎

急性子宫颈炎,指子宫颈发生急性炎症,包括局部充血、水肿、上皮变性、坏死,黏膜、黏膜下组织、腺体周围见大量中性粒细胞浸润,腺腔中可有脓性分泌物。

3.1.1 诊断标准

至少具备两个特征性体征:

(1)于子宫颈管或子宫颈管棉拭子标本上,肉眼见到脓性或黏液脓性分泌物;

(2)用棉拭子擦拭子宫颈管时,容易诱发子宫颈管内出血。

至少具备一个特征性体征:显微镜下见子宫颈或阴道分泌物白细胞增多,可作出急性子宫颈炎的初步诊断。需进一步进行沙眼衣原体和淋病奈瑟菌的检测,并排查是否合并细菌性阴道病及滴虫性阴道炎。

3.1.2 对妊娠的影响

见表 3-14。

表 3-14 子宫颈炎症风险评估及咨询指导

疾病	对妊娠的影响	风险分类	优生指导建议
子宫颈炎	易造成流产、胎膜早破、早产;对胎儿影响较小	B 类	(1)治愈后妊娠。 (2)急性宫颈炎主要为抗生素治疗,若采用药物治疗,应在停药后 3~6 个月怀孕。 (3)有子宫颈肥大一般无需治疗。 (4)慢性子宫颈管黏膜炎的治疗,需了解有无沙眼衣原体及淋病奈瑟菌的再次感染,性伴是否已经治疗等再针对病因给予治疗。 (5)若存在子宫颈息肉,行息肉摘除术痊愈后可以备孕

3.1.3 风险评估及咨询指导

见表3-14。

3.2 慢性子宫颈炎

慢性子宫颈炎,指子宫颈间质内有大量淋巴细胞、浆细胞等慢性炎细胞浸润,可伴有子宫颈腺上皮及间质的增生和鳞状上皮化生。

3.2.1 诊断标准

可根据临床表现和妇科检查结果诊断。

临床表现:多无症状,少数患者可有持续或反复发作的阴道分泌物增多,淡黄色或脓性,性交后出血、月经间期出血,偶有分泌物刺激引起外阴瘙痒或不适。

妇科检查:可见子宫颈息肉、子宫颈腺体囊肿或子宫颈肥大等,也可见黄色分泌物覆盖子宫颈口或从子宫颈口流出,或在子宫颈糜烂样改变的基础上伴有子宫颈充血、水肿、脓性分泌物增多或接触性出血。

3.2.2 对妊娠的影响

见表3-14。

3.2.3 风险评估及咨询指导

见表3-14。

4 盆腔炎性疾病

盆腔炎性疾病(pelvic inflammatory disease,PID)是指女性上生殖道感染引起的一组疾病,包括子宫内膜炎、输卵管炎、输卵管卵巢脓肿和盆腔腹膜炎,多发生在性活跃的生育期妇女。炎症可局限于一个部位,也可同时累及几个部位或整个盆腔脏器,以输卵管炎、输卵管卵巢炎最常见。

4.1 诊断标准

根据病史、症状、体征和实验室检查可做出初步诊断。由于PID的临床表现差异较大,临床诊断比较困难,准确度不高,2019年中华医学会妇产科学分会感染性疾病协作组推荐了PID诊断的最低标准、附加标准和特异性标准。

PID诊断的最低标准:

在性活跃妇女及其他患性传播感染(sexually transmitted infections,STI)的高危妇女,如排除其他病因且满足以下条件之一者,应诊断PID。

(1)子宫压痛;

(2)附件区压痛;

(3)宫颈举痛。

下腹疼痛同时伴有下生殖道感染征象,诊断PID的准确性增加。

PID诊断的附加标准:

(1)口腔温度≥38.3℃;

(2)子宫颈或阴道黏液脓性分泌物;

(3)阴道分泌物显微镜检查白细胞增多;

(4)红细胞沉降率升高;

(5)C-反应蛋白水平升高;

(6)实验室检查证实有子宫颈淋病奈瑟菌或沙眼衣原体感染。

多数 PID 患者有子宫颈黏液脓性分泌物或阴道分泌物镜检白细胞增多。如果子宫颈分泌物外观正常并且阴道分泌物镜检无白细胞，则诊断 PID 的可能性不大，需要考虑其他可能引起下腹痛的病因。如 STI 高危人群（既往有性传播疾病的病史、现患性传播疾病或性伴患性传播疾病、静脉吸毒或药瘾、患者或性伴卖淫或嫖娼、曾使用过不规范的血制品、近 3 个月内有新的性伴以及多性伴者）、产褥期或流产后、近期宫腔操作及阴道流血等一些因素存在时 PID 的可能性增加。如有条件，应积极寻找致病微生物，尤其是 STI 相关的病原微生物。

PID 诊断的特异性标准：

（1）子宫内膜活检显示有子宫内膜炎的组织病理学证据；

（2）经阴道超声检查或 MRI 检查显示输卵管管壁增厚、管腔积液，可伴有盆腔游离液体或输卵管卵巢包块；

（3）腹腔镜检查见输卵管表面明显充血、输卵管水肿、输卵管伞端或浆膜层有脓性渗出物等。

4.2　对妊娠的影响

盆腔炎症性疾病可能引起盆腔炎症反复发作、慢性盆腔痛、不孕或异位妊娠等。

妊娠期急性盆腔炎会增加流产、早产、死胎等不良妊娠结局发生的风险。妊娠期、产褥期的重症急性盆腔炎还可能增加孕产妇死亡的风险。

4.3　风险评估及咨询指导

急性盆腔炎患者应治愈后妊娠，孕期密切监测，避免复发，风险分类为 C 类。建议：

（1）主要为抗生素药物治疗，必要时手术治疗。治愈后再考虑妊娠。

（2）建议对其性伴侣进行 STI 的检查和治疗。在治疗期间应避免性生活。

（3）若盆腔炎症性疾病未得到及时正确的诊断或治疗，可能会发生盆腔炎症性疾病后遗症，应至专科就诊，根据不同情况选择治疗方案，在医生指导下备孕。

5　子宫颈鳞状上皮内病变

子宫颈鳞状上皮内病变（cervical squamous intraepithelial lesion，SIL）是与子宫颈浸润癌密切相关的一组子宫颈病变，包括低级别鳞状上皮内病变（low grade squamous intraepithelial lesion，LSIL），即子宫颈上皮内瘤变 1 级，（cervical intraepithelialneoplasia，CIN1）；高级别鳞状上皮内病变（high grade squamous intraepithelial lesion，HSIL），即大部分子宫颈上皮内瘤变 2 级或 3 级（CIN2，CIN3）。

5.1　诊断标准

临床表现：一般无特殊症状，偶有阴道排液增多，伴或不伴臭味。在性生活或妇检后可能发生接触性出血。

妇科检查：子宫颈可光滑，或仅见局部红斑、白色上皮，或子宫颈糜烂样表现。

子宫颈细胞学检查是 SIL 及早期子宫颈癌筛查的基本方法，可与 HPV 检测联合应用。筛查有异常，建议行阴道镜检查。任何肉眼可疑病灶,或阴道镜下可疑病变处行单点或多点活检,并行子宫颈活组织检查确诊。

5.2　对妊娠的影响

SIL 本身对妊娠影响不大,但如果行子宫颈锥切术治疗,可能增加早产和其他不良妊娠结局的风险,风险会随着宫颈切除深度或切除体积的增加而增加。

5.3　风险评估及咨询指导

风险为 C 类。建议:

(1) 多数 LSIL 会自然消退,可观察随访,正常备孕。

(2) HSIL 需至专科咨询诊疗,在医生指导下备孕。

6　子宫肌瘤

子宫肌瘤是女性最常见的良性肿瘤,由子宫平滑肌组织增生形成,可出现在浆膜下、黏膜下或肌壁间。

6.1　诊断标准

通过临床症状、体征和超声检查,诊断多无困难。

临床表现:患者症状与肌瘤的部位、生长速度及肌瘤变性有密切关系。可无明显症状,也可能会出现月经改变如经量增多、经期延长等症状。肌瘤较大时可能压迫膀胱、直肠等部位出现相应的压迫症状。

体征:表现为子宫增大,呈球形或不规则,或与子宫相连的肿块;与肌瘤大小、部位及数目有关。

超声检查:子宫肌瘤多呈类圆形或椭圆形低回声的实性结节,

可单发,也可为多发,大多边界清楚。较大肌瘤发生变性或坏死时,肌瘤内相应部位可见低回声区或无回声区。

6.2 对妊娠的影响

不同类型的子宫肌瘤对生育力的影响也不同。引起宫腔形态改变的黏膜下肌瘤及肌壁间肌瘤会对妊娠造成一定的影响,浆膜下肌瘤一般不影响受孕。子宫肌瘤可能增加不良妊娠结局的发生。妊娠合并子宫肌瘤可能引起子宫肌瘤体积增大和肌瘤变性。

6.3 风险评估和咨询指导

风险分类为 C 类。建议:

(1)若肌瘤较小、未变性可以妊娠,但孕期需密切观察。

(2)如果临床症状明显、子宫肌瘤合并不孕、准备妊娠时肌瘤直径≥4 cm,建议先治疗后妊娠。

7　卵巢肿瘤

卵巢肿瘤是指发生于卵巢上的肿瘤,按照组织病理学可分为良性、交界性及恶性肿瘤,其中卵巢恶性肿瘤是妇科恶性肿瘤中死亡率最高的肿瘤。

7.1 诊断标准

结合病史、体征,辅以必要的辅助检查确定:肿块是否来源于卵巢;肿块性质是否为肿瘤;肿块是良性还是恶性;可能组织学类型;恶性肿瘤的转移范围。

临床表现:良性肿瘤常无症状,多于体检时意外发现。可有不同程度的腹痛、月经改变。恶性肿瘤多有持续性腹胀、食欲变化、全身消瘦、腹痛、腰背痛等症状;功能性肿瘤可出现不规则阴道流血或绝经后出血。

妇科检查:可能会扪及实性或囊实性肿块。

辅助检查:

(1)影像学检查:①超声检查:超声检查是卵巢肿瘤最常用的检查方式。可根据肿块的囊性或实性、囊内有无乳头等判断肿块性质,诊断符合率>90%。②其他影像学检查:CT/MRI/PET 等其他影像学检查可进行病灶定位及病灶与相邻结构关系的确定,判断周围侵犯、淋巴结转移及远处转移情况。

(2)肿瘤标志物:目前临床上常用的卵巢肿瘤标志物有糖类抗原 125(CA125)、人类附睾蛋白(HE4)、甲胎蛋白(AFP)、人绒毛膜促性腺激素(hCG)及性激素。

(3)腹腔镜检查:可直接观察肿块、盆腹腔、横隔等部位情况,可在可疑部位进行多点活检,抽取腹腔积液进行细胞学检查。

7.2 对妊娠的影响

妊娠合并卵巢肿瘤患者肿瘤蒂扭转的发生率较非妊娠妇女增高,且难产、肿瘤破裂等风险明显增加,严重威胁母胎安全。若为卵巢恶性肿瘤,可因妊娠期盆腔充血,肿瘤迅速增大,或妊娠期对卵巢肿瘤保守治疗及延迟治疗等有肿瘤扩散风险。

7.3 风险评估及咨询指导

若诊断为卵巢良性肿瘤,在专科医生指导下选择保守或手术治疗后妊娠,风险分类为 C 类。恶性肿瘤可能影响患者生命,不宜妊娠,风险分类为 X 类。

8 子宫内膜异位症

子宫内膜异位症(endometriosis，EMT)简称内异症，指子宫内膜组织(腺体和间质)出现在子宫体以外的部位，是妇科常见的慢性疾病之一。异位内膜可侵犯全身任何部位，但绝大多数位于盆腔脏器和壁腹膜，以卵巢、宫骶韧带最常见。

8.1 诊断标准

EMT 可经超声检查与患者病史、症状和妇科检查结果联合诊断。经腹腔镜检查的盆腔可见病灶和病灶的活组织病理检查是确诊依据，但病理学检查结果阴性并不能排除 EMT 的诊断。

临床表现：EMT 的临床表现因人和部位不同而变化，但都与月经周期密切相关。可表现为继发性痛经且进行性加重、不孕、性交不适、月经异常或慢性盆腔痛等。

妇科检查：典型体征为子宫后倾固定、附件可扪及活动度欠佳的囊性肿块，阴道后穹隆、直肠子宫陷凹、宫骶韧带触痛性结节、阴道后穹隆紫蓝色结节。

超声检查：对于卵巢子宫内膜异位囊肿和深部 EMT，超声诊断敏感。囊肿呈圆形或椭圆形，与周围粘连，囊壁厚且粗糙，囊内有细小的絮状光点。

血清标志物：血清 CA125 水平可能升高，多见于重度 EMT 和深部异位病灶者。

腹腔镜检查：是确诊盆腔 EMT 的标准方法。对在腹腔镜下见到大体病理所示的典型病灶或可疑病变进行活组织检查即可确诊。

8.2　对妊娠的影响

EMT 常引起不孕。经治疗病情缓解后妊娠,对孕妇及胎儿影响较小。

8.3　风险评估及咨询指导

风险分类为 B 类。建议:

(1) 有生育要求的轻症患者应向专科医生咨询,根据情况选择个性化治疗方法,接受优生指导。

(2) 药物治疗无效、年轻、有生育要求的重症患者可行保留生育功能手术,术后宜在专科医生的指导下尽早妊娠。

(3) 有高危因素者(年龄>35 岁,不孕年限超过 3 年,尤其是原发性不孕者;重度 EMT、盆腔粘连、病灶切除不彻底者;输卵管不通者)应积极行辅助生殖技术助孕。

9　子宫腺肌病

子宫腺肌病是指子宫内膜腺体及间质侵入子宫肌层生长而产生的病变,好发于育龄期妇女。

9.1　诊断标准

患者的病史、临床症状、体征以及相关的辅助检查结果是诊断子宫腺肌病的重要依据,确诊仍取决于病理学检查。

临床表现:典型症状有经量过多、经期延长、继发性进行性加重的痛经、不孕等,部分患者无典型症状。

妇科检查:常可扪及子宫呈均匀性或局限性增大,质硬且有压痛。

超声检查:可见子宫增大、子宫前后壁不对称性增厚,肌层回声强弱不均、粗糙等。

9.2　对妊娠的影响

子宫腺肌病患者不孕症发生率增加,妊娠后出现流产、早产的概率增高,产后出血等并发症的发生率也升高。

9.3　风险评估及咨询指导

症状轻、病灶小的患者可以准备怀孕,如 6～12 个月未怀孕,建议专科就诊,孕期密切随访,风险分类为 C 类。

10　多囊卵巢综合征

多囊卵巢综合征(polycystic ovary syndrome,PCOS)是一种复杂的多系统异常疾病,常见于育龄期妇女。病因尚未明确,主要临床特征为雄激素过高的临床或生化表现、持续无排卵、卵巢多囊改变,常伴有胰岛素抵抗和肥胖。

10.1　诊断标准

因临床表型的异质性,PCOS 的诊断标准存在争议。我国《多囊卵巢综合征诊疗路径专家共识》(2023 版)中成人诊断标准如下:

(1) 月经异常,如稀发排卵或无排卵;

(2) 高雄激素血症的临床表现和/或高雄激素血症;

(3) PCOM(卵巢多囊样改变)。

符合上述其中 2 条,排除其他引起排卵障碍的疾病(包括甲状腺功能异常、卵巢早衰、下丘脑-垂体性闭经、高催乳素血症等),以及引起高雄激素血症的疾病(包括 Cushing 综合征、非经典型肾上腺生殖器综合征、分泌雄激素的内分泌肿瘤等),即可诊断。

10.2 对妊娠的影响

PCOS 常合并不孕症。即使成功妊娠后,发生流产、早产、妊娠高血压、妊娠糖尿病、巨大儿的风险也较正常女性高。PCOS 患者的高雄激素水平还可产生代际传递,影响子代生殖、代谢等系统发育。

10.3 风险评估及咨询指导

风险分类为 C 类。调整生活方式、改善心理状态、纠正代谢异常、调节月经周期、缓解高雄激素症状,改善后可考虑怀孕。合并不孕症的 PCOS 患者应进行专科咨询,必要时进行促排卵治疗。

11 不良妊娠结局

不良妊娠结局指正常妊娠以外的所有病理妊娠及分娩期并发症,主要包括自然流产、异位妊娠、葡萄胎、早产(<37 周)、死胎死产、低出生体重儿及出生缺陷儿等。

11.1 复发性流产

复发性流产(recurrent spontaneous abortion,RSA)指与同一性伴侣连续发生 3 次及 3 次以上的自然流产。虽然 RSA 的定义为连续 3 次或 3 次以上,但大多数专家认为连续发生 2 次流产即应重视并予评估,因为其再次流产的风险与 2 次者相近。RSA 的复发风险随着流产次数的增加而上升。

11.1.1 病因筛查

母体免疫学因素(包括自身免疫异常和同种免疫异常)、遗传因素、解剖因素、内分泌因素和感染因素等是导致自然流产尤其是RSA 的常见病因。

11.1.2 诊断标准

根据病史及临床表现多可确诊,仅少数需要进行辅助检查。

病史:自然流产连续发生3次或3次以上。

临床表现:主要为停经后阴道流血和腹痛。

11.1.3 对妊娠的影响

RSA会增加流产等不良妊娠结局的风险,妊娠后易出现妊娠合并症和并发症,且随着妊娠的进展,病情可能加重,RSA患者的胎儿出生缺陷发生率也会增加。如处理不当或不及时,可引起慢性盆腔炎、月经不调、子宫内膜异位等远期并发症,导致继发性不孕症。

11.1.4 风险评估及咨询指导

RSA患者再发风险高,建议进行全面系统的病因筛查,根据不同的病因来评估风险,并应针对病因给予相应的医学建议,见表3-15。

表3-15 RSA常见病因风险评估及咨询指导

病因		风险分类	孕前优生指导建议
自身免疫因素	SLE	见第三章第四节慢病风险因素6. 系统性红斑狼疮	见第三章第四节慢病风险因素6. 系统性红斑狼疮
	RA	见第三章第四节慢病风险因素8. 类风湿性关节炎	见第三章第四节慢病风险因素8. 类风湿性关节炎
同种免疫因素(同种免疫型RSA)		C类	淋巴细胞主动免疫或静脉注射免疫球蛋白治疗等方法仍有争议,建议专科就诊
遗传因素		D类	孕前遗传咨询、孕期产前诊断

病因		风险分类	孕前优生指导建议
内分泌因素		C 类	积极治疗原发疾病,谨慎用药,尽可能再次怀孕
染色体异常		D 类	孕前遗传咨询、确定是否可以妊娠,孕期须行产前诊断。
解剖因素	先天性解剖异常(纵隔子宫、双角子宫、双子宫等)	见第三章第五节生殖风险因素(女)1. 生殖系统发育异常	见第三章第五节生殖风险因素(女)1. 生殖系统发育异常
	获得性解剖异常,如子宫肌瘤	C 类	见第三章第五节生殖风险因素(女)7. 子宫肌瘤
感染因素		B 类	对生殖道感染可针对病原体进行针对性治疗,感染控制后怀孕。

11. 2　异位妊娠

异位妊娠是指受精卵在子宫体腔以外的部位着床,是妇产科常见的急腹症。输卵管妊娠是异位妊娠的主要类型,卵巢妊娠、腹腔妊娠、宫颈妊娠等较少见。

11.2.1　诊断标准

临床表现:停经、腹痛、阴道出血为典型临床表现。严重时会发生晕厥与休克。

体格检查:腹腔出血不多时,血压可代偿性升高;出血较多时,可出现面色苍白、心率加快、血压降低等休克表现。腹部检查有明显压痛及反跳痛,以患侧为著,移动性浊音(±)。妇科检查有宫颈举痛或摇摆痛,内出血多时,检查子宫有漂浮感。子宫一侧或后方可及包块,触痛明显。

经阴道后穹隆穿刺:简单可靠,适用于疑似腹腔内出血的患者。后穹隆穿刺抽出不凝血,提示有腹腔积血。

人绒毛膜促性腺激素(hCG)测定:尿或血 hCG 阳性,提示妊娠。异位妊娠时,血清 hCG 水平较宫内妊娠时低,持续观察血清 hCG 水平变化有助于异位妊娠诊断。

超声检查:超声检查对异位妊娠诊断必不可少,还有助于明确异位妊娠部位。声像特点为宫腔内未探及妊娠囊。如宫旁探及异常低回声区,见卵黄囊、胚芽和胎心搏动,可确诊异位妊娠。如宫外未探及异常回声,不能排除异位妊娠可能。

11.2.2　对妊娠的影响

异位妊娠着床部位异常,胚胎不易存活,多有流产或破裂症状,短时间内可能发生腹腔内大量出血甚至休克,也可反复内出血。严重时危及孕妇生命安全。

既往异位妊娠史,有生育功能降低风险,治疗后再次异位妊娠的风险增加。

11.2.3　风险评估及咨询指导

风险分类为 C 类。有异位妊娠史的女性,建议至妇产科专科就诊,评估生育能力,了解可能风险,在医生指导下怀孕。

11.3　葡萄胎

葡萄胎是一种良性滋养细胞疾病,因妊娠后胎盘绒毛滋养细胞增生、间质水肿而形成大小不一、借蒂相连成串的水泡,形如葡萄而得名,分为完全性葡萄胎和部分性葡萄胎两类。葡萄胎虽然是良性病变,但部分可发展成妊娠滋养细胞肿瘤。

11.3.1　诊断标准

临床表现:停经后阴道不规则流血是最常见的症状,可出现腹痛,妊娠呕吐严重且出现时间较早。

妇科检查:子宫异常增大、变软等结合临床表现要考虑葡萄胎可能,若阴道排出葡萄样水泡组织支持诊断。

人绒毛膜促性腺激素(hCG)测定:血 hCG 滴度常明显高于正常孕周的相应值,且在停经 8～10 周后继续持续上升。

超声检查:完全性葡萄胎的典型超声图像为子宫大于相应孕周,无妊娠囊或胎心搏动,宫腔内充满"落雪状"或蜂窝状回声等;部分性葡萄胎表现为妊娠囊直径扩大和胎盘组织局灶囊性变。

DNA 倍体分析:完全性葡萄胎的染色体核型为二倍体,部分性葡萄胎为三倍体。

组织病理学检查:葡萄胎每次刮宫的刮出物,必须送组织学检查,为最终诊断依据。

其他检查:如胸片、肝肾功能等。

11.3.2　对妊娠的影响

一般认为,有过 1 次和 2 次葡萄胎后,再发风险分别为 1% 和 15%～20%。重复性葡萄胎的恶变机会将增加 3～4 倍。

11.3.3　风险评估及咨询指导

有葡萄胎孕育史的女性,前期已完成规范治疗、严格随访,经妇产科医生评估后方可怀孕。再次妊娠后应在妊娠早期做超声检查和 hCG 测定,以确定是否为正常妊娠,产后需随访 hCG 至阴性。

风险分类为 C 类。

11.4　死胎

死胎指妊娠 20 周后胎儿在子宫内死亡。引起胎儿宫内死亡的原因主要有胎盘和脐带因素、胎儿因素和孕妇因素等。

11.4.1　诊断标准

孕妇自觉胎动停止,子宫停止增长,检查时听不到胎心,子宫大小与停经周数不符,超声检查可确诊。

11.4.2　对妊娠的影响

有死胎史的孕妇再发风险较高,在备孕前一定要积极寻找病因,针对以往病因加以防治,全面系统评估后怀孕。

11.4.3　风险评估及咨询指导

按死胎病因进行风险评估及咨询指导,见表 3-16。

表 3-16　死胎病因风险评估及咨询指导

病因		风险分类	孕前优生指导建议
胎盘和脐带因素	前置胎盘、胎盘早剥、血管前置、脐带帆状附着、脐带过短、脐带打结、脐带脱垂、脐带绕颈缠体等,胎盘大量出血或脐带异常,导致胎儿缺氧	C 类	加强孕期高危因素的评估,提供孕期保健服务,开展孕期监测
孕妇因素	严重的妊娠合并症、并发症,如妊娠高血压疾病、抗磷脂抗体综合征、糖尿病、心血管疾病、各种原因引起的休克等	C 类	积极治疗原发疾病,待原发疾病稳定适宜妊娠后再妊娠

第三章　风险因素分类评估指导

	病因	风险分类	孕前优生指导建议
孕妇因素	子宫局部因素,如子宫畸形、子宫破裂等	C类	孕前行相关子宫检查,纠正高危因素
胎儿因素	胎儿严重畸形、胎儿生长受限、双胎输血综合征、胎儿宫内感染、严重的遗传性疾病、母儿血型不合等	D类	孕前至专科咨询、评估,积极纠正诱发因素,进行产前诊断

11.5 出生缺陷

出生缺陷是指胚胎或胎儿在发育过程中所发生的结构或功能代谢的异常。

11.5.1 诊断标准

需结合临床表现、体格检查、遗传学分析、实验室检查及影像学检查等辅助检查明确诊断。

11.5.2 对妊娠的影响

既往有出生缺陷儿,再次怀孕时胎儿畸形、自然流产、死胎等不良妊娠结局和围产期并发症的发生风险增加。

11.5.3 风险评估及咨询指导

(1) 既往有出生缺陷儿史的备孕夫妇,再次怀孕前应至专科积极寻找病因,针对病因进行干预,全面系统评估后怀孕。

已明确原因的出生缺陷儿史的夫妇,风险分类见相关章节。

有不明原因的出生缺陷儿史的夫妇,再次妊娠需行产前诊断,风险分类为 D 类。

(2) 备孕夫妇要做到接受健康教育、选择最佳的生育年龄,做好孕前保健,避免工作生活环境有害物暴露,保持良好的个人生活习惯。

(3) 怀孕后要做到规律产检,进行孕期筛查和产前诊断,及时接受新生儿疾病的早期筛查,做到早发现早干预。

12　瘢痕子宫

瘢痕子宫是指妇女在进行剖宫产术、子宫肌瘤剔除术、子宫破裂修复术、子宫成形术等手术后存在手术瘢痕的子宫,发生率较高。

12.1　诊断标准

结合病史、超声检查等可明确诊断。

12.2　对妊娠的影响

瘢痕子宫后妊娠可能导致异位妊娠、胎盘异常、产前产后出血及子宫破裂等并发症,从而导致母婴不良预后,严重危害母儿健康。

瘢痕子宫孕妇行剖宫产分娩时,可能增加损伤、感染、粘连加重、切口愈合不良等手术并发症发生风险。

12.3　风险评估及咨询指导

建议至专科开展孕前评估与咨询。了解子宫手术情况包括手术方式、间隔时间、次数等,评估瘢痕愈合情况,建议妊娠时机,孕期密切监测,选择合适的分娩方式和分娩时机。风险分类为C类。

一般剖宫产术后应安全避孕至少2年;子宫肌瘤剔除术若术中进入子宫腔者,也应避孕2年;浆膜下子宫肌瘤剔除术后避孕6个月;人工流产术中子宫穿孔行修补术应避孕至少半年。

第六节　生殖风险因素(男性)

由于生活节奏的加快、生活方式的改变以及环境因素的影响，男性生殖健康问题日益凸显，严重影响男性的身心健康和社会角色的履行。本节将介绍一系列影响男性生殖健康的常见疾病，并提供风险评估及咨询指导建议。

1　隐睾症

隐睾症是指男性生殖器官发育过程中，睾丸没有下降到阴囊内，而停留在腹腔或腹股沟区域的一种疾病，通常在出生后几个月内就可以发现。如果不及时治疗，可能会导致不育、睾丸癌等不良后果。

1.1　诊断标准

临床表现：隐睾症的典型表现是阴囊一侧或双侧较小，并且通过触诊无法在阴囊内感觉到睾丸。在腹股沟管内可能摸到小睾丸，而位于腹膜后的睾丸可能完全触不到。可能伴有腹股沟疝等其他症状。

体检检查：患者出生后即可发现阴囊空虚，这是隐睾症的一个重要体征。

影像学检查：通过 B 超和 CT 检查可以发现，睾丸位于阴囊之外，可能在腹股沟区、腹膜后等位置存在。

1.2　对妊娠的影响

30%～60%单侧隐睾症患者无生育能力，60%～100%的双侧隐睾症患者无生育能力。

1.3 风险评估及咨询指导

建议外科就诊，可行精液常规检查评估生育力，必要时手术治疗。风险分类为 B 类。

2 小阴茎

小阴茎是指阴茎在外观上看起来正常，但长度明显短于正常阴茎长度，可能与遗传、激素水平、生殖器发育异常等因素有关。

2.1 诊断标准

根据中国成年男性阴茎长度的平均值和标准差，一般认为阴茎松软时小于 4 cm、拉长时小于 7 cm、有效勃起时小于 9.5 cm 可以诊断为小阴茎。可通过实验室检查（如性激素测定、外周血染色体核型分析等）、影像学检查等查找病因及是否合并其他生殖系统发育异常。

2.2 对妊娠的影响

小阴茎不同程度影响性生活，合并其他生殖系统发育异常时可能影响生育力。

2.3 风险评估及咨询指导

建议专科诊疗。对于小阴茎的治疗，一般需要综合考虑患者的具体情况，包括年龄、病因、症状等。必要时，可采用辅助生殖技术解决生育问题。风险分类为 B 类。

3 包皮过长和包茎

包皮过长是指阴茎在非勃起状态下，包皮覆盖整个阴茎头和尿道外口，但包皮仍然可以被手动上翻露出阴茎头；阴茎勃起时需要上推包皮才能完全暴露阴茎头。

包茎则是指包皮口狭窄，或者包皮和阴茎头粘连，使得包皮无法被手动上翻露出阴茎头。包茎可分为生理性包茎和病理性包茎两类。生理性包茎常见于婴儿和儿童，随着年龄的增长，包皮通常可以自然地分离并能够完全露出阴茎头。病理性包茎则是由于包皮口过窄或包皮和阴茎头的粘连不能自然分开，需要医疗干预。

3.1 对妊娠的影响

包皮过长或包茎如引起包皮垢积累可导致性交时的不适、生殖道炎症等问题，严重时可引起包皮龟头炎，甚至导致阴茎癌。

3.2 风险评估及咨询指导

包皮过长者应勤于清洗，注意卫生，风险为 A 类；包茎者性生活有诱发包皮嵌顿风险，应行包皮环切手术治疗，风险分类为 B 类。

4 精索静脉曲张

精索静脉曲张是一种血管病变，指精索内静脉由于各种原因引起回流不畅，或静脉瓣功能不全导致静脉回流受阻，使局部静脉异常扩张和曲张，病变多见于左侧，好发于青壮年。

4.1 诊断标准

临床表现：可无临床症状，仅在体检或发现不育症时发现。有症状的患者主要表现为阴囊部坠胀感和隐痛，可放射至下腹部和腰部，行走、站立过久或劳累后症状加重，平卧和休息后症状减轻或消失。

体格检查：患侧阴囊可能会比健侧松弛下垂，严重者视诊和触诊可发现精索内静脉似蚯蚓状团块。在平卧位时，曲张静脉缩小或消失。Valsalva 试验阳性，即患者站立并用力屏气增加腹压，如果血液回流受阻，可以显现出静脉曲张。

影像学检查：多普勒超声检查可明确诊断。通过超声检查可以观察精索内静脉管径的粗细，明确静脉曲张的程度。

4.2　对妊娠的影响

精索静脉曲张病情严重时可引起睾丸萎缩和精子生成障碍，可导致男性不育。

4.3　风险评估及咨询指导

（1）不是所有的精索静脉曲张都需要治疗。如果患者没有症状，可能只需要定期随访。

（2）如果有症状或影响到生育能力，可能需要手术治疗。手术的目的是阻断异常扩张的静脉，从而改善症状、提高生育能力。风险分类为 B 类。

5　腹股沟斜疝

腹股沟斜疝是指腹腔内的器官或组织沿着腹股沟管向下穿过腹壁的薄弱点，形成一个突出物。这种疝气通常发生在腹股沟区域的一侧，可能进入阴囊。斜疝是最常见的腹股沟疝类型，尤其是在儿童和年轻男性中。

5.1　诊断标准

临床表现：斜疝通常会在腹股沟管部位突出，可能坠入阴囊内。

体格检查：

（1）咳嗽冲击试验和腹股沟疝回纳试验是重要的诊断手段。咳嗽冲击试验中，医生会要求患者咳嗽，观察肿块是否变大或可触及；腹股沟疝回纳试验则是通过手法尝试将突出的疝内容物推回腹腔内。

（2）阴囊肿块透光试验阴性。

5.2　对妊娠的影响

斜疝患侧睾丸血液回流受阻，代谢失调，局部温度升高，可能影响睾丸生精功能，进而影响生育力。

5.3　风险评估及咨询指导

建议专科诊疗，及早手术治疗。风险分类为 B 类。

6　包皮龟头炎

包皮龟头炎是一种常见的男性生殖器官疾病，主要表现为包皮内板和阴茎头的炎症。常见病因有包皮过长或包茎、不良卫生习惯、免疫力下降等。

6.1　诊断标准

病史：患者有性生活史或局部清洁不当等危险因素。

临床表现：包皮和龟头红肿、疼痛、瘙痒、分泌物增多等。

体格检查：观察包皮和龟头有无红肿、糜烂、溃疡等，以及分泌物的性质和量。

实验室检查：

（1）分泌物细菌培养、真菌培养等，可以帮助确定病因和指导治疗。

（2）尿道分泌物涂片、尿常规等，可以排除其他疾病的可能性。

6.2　对妊娠的影响

包皮龟头炎会导致龟头红肿、疼痛、瘙痒等症状，影响性生活质量。若不及时治疗，可能会导致细菌感染扩散到泌尿生殖系统其他部位，引起尿道炎、前列腺炎等疾病。

包皮内炎性分泌物和精液混合，降低了精液质量，导致男性不育的发生。包皮龟头炎患者的性伴可能会发生阴道炎、宫颈炎等疾病，影响女方的生育能力。

6.3　风险评估及咨询指导

注意个人性卫生，患病期不宜性生活。专科诊治，对因治疗，痊愈后再生育，风险分类为 B 类。包皮过长或包茎者可行包皮环切术。

7　生殖器疱疹

生殖器疱疹是一种由单纯疱疹病毒（herpes simplex virus，HSV）引起的性传播疾病。它通常表现为生殖器区域的疼痛、瘙痒和水疱。生殖器疱疹主要分为两类：1 型疱疹病毒（HSV - 1）和 2 型疱疹病毒（HSV - 2）。HSV - 1 主要通过口对口接触传播，通常引起口唇疱疹，但也可以引起生殖器疱疹。HSV - 2 主要通过性接触传播，是生殖器疱疹的主要原因。

7.1　诊断标准

病史：患者有与生殖器疱疹相关的性行为史或其他感染史。

临床表现：生殖器部位的疱疹、疼痛、瘙痒等。

实验室检查：病毒分离和 PCR 检测是目前诊断生殖器疱疹的金标准，可以直接检测出单纯疱疹病毒的存在。

7.2 对妊娠的影响

HSV 感染可导致前列腺炎进而引起精液不液化，也可影响附性腺分泌物的生理功能，导致不育。

7.3 风险评估及咨询指导

感染 HSV 后应及时就诊，遵医嘱服药或接受其他治疗。性伴侣也要接受检查，排除 HSV 感染。在治疗期间应禁止性生活，以免传染给他人或加重病情。保持外阴清洁干燥，避免过度清洗和使用刺激性的洗液。局部病灶痊愈后随访 6～12 个月无复发再生育。风险分类为 B 类。

8 前列腺炎

前列腺炎是指前列腺受到细菌、病毒、真菌等微生物感染或其他非感染因素刺激而引起的炎症反应。根据临床表现，前列腺炎可分为急性和慢性两类。最新的研究将其分为四型：

Ⅰ型：急性细菌性前列腺炎，由细菌感染引起，症状严重，需要及时治疗。

Ⅱ型：慢性细菌性前列腺炎，由细菌感染引起，症状较轻，但持续时间较长，容易反复发作。

Ⅲ型：慢性非细菌性前列腺炎/慢性骨盆疼痛综合征（CP/CPPS），由多种因素引起，包括神经、肌肉、免疫等因素，症状包括会阴部或会阴后方疼痛、排尿困难、尿频、尿急等。

Ⅳ型：无症状的炎症性前列腺炎（AIP），没有明显的症状，但前列腺组织中有炎症反应。

8.1 诊断标准

临床表现：包括尿频、尿急、尿痛、尿不尽、排尿困难、会阴部或会阴后方疼痛等。

体格检查：前列腺指检，医生通过肛门插入手指检查前列腺的大小、形状、硬度等。

实验室检查：通过尿液分析、前列腺液检查和血液检查等明确是否有感染或炎症。如果怀疑有细菌感染，可进行细菌培养和药敏试验以确定具体的细菌种类和对抗生素的敏感性。

影像学检查：如超声检查、CT 扫描或 MRI，可以帮助医生查看前列腺的大小、形状，是否有钙化灶、增生、脓肿等异常病变。

8.2 对妊娠的影响

严重的前列腺炎可能影响精子的生存和活力、精液液化等，从而影响生育能力。男性患有前列腺炎，特别是细菌性前列腺炎，有可能通过性交传播给女性伴侣，导致女性生殖道感染。

8.3 风险评估及咨询指导

建议专科诊治，症状改善后再生育。风险分类为 B 类。

9 勃起功能障碍

勃起功能障碍（erectile dysfunction，ED）是指男性在性行为中无法获得或维持足够的勃起硬度，从而无法完成性交的一种疾病。ED 可分为功能性 ED 和器质性 ED。药物副作用、酗酒、吸烟等是引起 ED 的常见诱因。

9.1 诊断标准

病史：询问关于性功能的问题,包括勃起的频率、持续时间和硬度。还应该询问药物、酒精、烟草和其他物质的使用情况。

体格检查：进行全面的体格检查,重点检查第二性征、外生殖器。进行勃起功能评估,包括夜间勃起测试和勃起硬度测试。

实验室检查：血液检测有助于确定 ED 的可能原因,如糖尿病、高胆固醇或其他激素水平异常。

其他：超声检查、血流动力学测试等。

9.2 对妊娠的影响

严重的 ED 患者不能完成性交,无法将精液射入女方阴道而导致不育。

9.3 风险评估及咨询指导

积极寻找病因,考虑多种可能的原因,包括生理、心理和药物因素等针对性治疗,必要时可以采用辅助生殖技术解决生育问题。风险分类为 B 类。

10 不射精症

不射精症是指男性在性交或手淫时无法射精或仅能射出少量精液的一种疾病。可能由多种原因引起,包括生理和心理因素。临床分为器质性和功能性两大类。

10.1 诊断标准

病史：在性交或手淫过程中,无法或很难达到射精状态,持续时间超过 6 个月。在性交或手淫过程中,无法或很难达到射精状态的频率超过 50%。

实验室检查:性交后试验,同房后取女方阴道分泌物镜检有无精子。

10.2 对妊娠的影响

不射精症会对患者的性生活造成严重影响,因无法将精液射入女方阴道而导致不育。

10.3 风险评估及咨询指导

积极寻找病因,考虑多种可能的原因,包括生理、心理和药物因素等针对性治疗,必要时可以采用辅助生殖技术解决生育问题。风险分类为 B 类。

11 早泄

早泄是指男性在性交过程中无法控制射精时间,导致性生活时间过短的一种疾病。

11.1 诊断标准

根据世界卫生组织的标准,如果男性在性交开始后 1 分钟内就达到射精,就可以被诊断为早泄。

11.2 对妊娠的影响

早泄导致性生活的满意度下降,影响性生活的满意度和男性的自信心,但它并不一定会影响精子的数量、质量和受孕能力。只要男性精子质量正常且能够将精子射入女性体内,就有可能成功受孕。

如果早泄症状严重,可能会影响到性生活的频率和质量,从而间接影响性功能和生育能力。

11.3　风险评估及咨询指导

积极寻找病因,考虑多种可能的原因,包括生理、心理和药物因素等针对性治疗,必要时可以采用辅助生殖技术解决生育问题。风险分类为 B 类。

第七节　环境行为风险因素

个人的生活工作环境和行为方式与生殖健康、优生优育的关系十分密切。生活工作环境中的不良物理、化学和生物学因素暴露,以及吸烟、饮酒、饮食不均衡等不良生活方式,不仅会损害身体健康,还会降低生育能力,导致不孕、流产和出生缺陷等后果。备孕夫妇应在孕前营造安全的生活环境,保持良好的行为习惯,为孕育健康新生命奠定基础。

1　环境风险因素

1.1　重金属

重金属具有积累性、食物链传递性、不易降解性以及逆浓度转运的特点。重金属会在人体内积累并导致多系统损伤。

1.1.1　对妊娠的影响

(1) 对男性生育的影响

铅、汞、镉、铝、铜、锰、铬等重金属对男性生殖毒性较强,可引发睾丸、附睾功能损伤,导致精子数、精子活力及正常形态精子百分率的降低。

（2）对女性生育的影响

铬、镭等金属和放射性物质会降低女性生育能力。汞通过诱导卵巢细胞的基因突变影响生殖功能;有铅接触史的孕妇,发生流产、早产的概率也会增加。孕妇和胎儿作为高危人群,对环境重金属污染物更为易感,孕妇的重金属暴露与流产、早产、低出生体重等不良妊娠结局有关。

（3）对胎儿的影响

铅会对胎儿发育中的神经系统产生不良影响。镉是一种具有胚胎毒性的重金属,产前和儿童早期的镉暴露可能会导致认知和语言功能障碍,并且这种影响可能会在整个儿童期甚至成年期持续存在。

1.1.2　风险评估与咨询指导

避免接触含有毒金属物质的物品,如含铅高的外包装食品、膨化食品、松花蛋,以及劣质化妆品、餐具等。做好职业防护,备孕前及时调换工作岗位。铅等重金属会在体内长期蓄积,即使暂时脱离工作环境,仍有可能对妊娠产生影响,对于长期接触重金属的计划妊娠妇女,建议转诊到职业病防治机构,在专业人员的指导下制定生育计划。风险分类为 C 类。

1.2　有机溶剂

有机溶剂种类繁多,常见的有苯系物(苯、甲苯、二甲苯)、联苯胺和氯乙烯等,常用作工业原料、实验室的反应介质、稀释剂、清洗剂、去脂剂、黏胶溶剂、萃取剂、防腐剂、内燃机燃料等。

有机溶剂具有挥发性强、脂溶性强、毒性大等特点,可通过呼吸道、皮肤或消化道等途径进入人体,可能会对人体多个器官、系统造成不同程度的损害。

1.2.1 对生育的影响

有机溶剂中毒对男性生殖功能的损害主要表现为性欲降低、勃起功能障碍及精子质量和数量的异常。苯、二硫化碳和汽油等有机溶剂中毒可能会影响女性的卵巢功能,干扰性激素分泌,造成月经紊乱、性欲减退、受孕功能降低。此外,还可能导致胎儿发育不良、早产、死胎、低出生体重儿以及出生缺陷等。

1.2.2 风险评估与咨询指导

加强职业防护,重点预防有机溶剂经呼吸道和皮肤进入体内。建议计划怀孕夫妇及早脱离有害环境。风险分类为 A 类。

1.3 电磁辐射

电磁辐射是由空间中的电能量和磁能量组成,由电荷移动产生的能量形式,根据频率或波长可分为 X 射线、紫外线、可见光、红外辐射、微波、无线电波等。

国防、航空勘测、工业、医学诊断和治疗中可能存在一些波长短、频率高、能量强的电磁辐射,可以直接产生电离的粒子(α 粒子、β 粒子、质子等带电粒子等)和间接产生电离的粒子(X 线、γ 线及中子等不带电粒子等),称之为电离辐射。若长期高剂量接触,会对人们的身体健康造成一定危害。

日常生活中手机、Wi-Fi、电脑、电磁炉等产生的辐射波长长,能量弱,穿透力差,不能产生电离效应,对人体的健康危害尚缺乏充分的证据。

1.3.1　对妊娠的影响

（1）对男性生育的影响

男性生殖细胞对电离辐射非常敏感,精子活力、浓度、形态、染色体及卵细胞结合率等参数易受到电离辐射影响而发生变化。生殖系统的损害程度与辐射剂量密切相关。

（2）对女性生育的影响

女性长期接触辐射可能会损害卵巢功能,引起卵子数量的变化,诱发生殖细胞染色体突变,从而导致胎儿畸形或流产等不良结局。

1.3.2　风险评估与咨询指导

备孕期间,减少电磁辐射环境暴露,并避免医源性照射;放射相关行业的从业人员（如航空机组人员、煤矿、有色金属矿工人等）应避免辐射职业暴露。风险分类为 A 类。

1.4　噪声

噪声是一种对身心健康有害的因素,可导致慢性且不可逆的听力损失,最早通常发生在高频段。除了引起听力损失外,噪声还可能对心血管系统、神经系统、内分泌系统和消化系统等产生不良影响。

1.4.1　对妊娠的影响

（1）对男性生育的影响

噪声环境暴露与男性不育症的发病率显著相关。长期接触一定强度的噪声,可能导致男性生殖器官发生器质性改变,影响性激素的正常分泌,并可引起男性精液和精子异常。

（2）对女性生育的影响

噪声作为一种有害因素，可能对女性妊娠及子代健康产生一定的影响。长期或过强的噪声污染可能导致女性月经紊乱，卵巢激素分泌失调和排卵障碍，进而导致不孕。在妊娠早期，噪声可能引起自然流产；在妊娠中、晚期接触超剂量的噪声可能会增加妊娠高血压、胎儿宫内发育迟缓、早产、低出生体重儿等发生风险。

1.4.2　风险评估与咨询指导

加强个人防护，采取积极有效的预防保护措施，减少或避免接触噪声。风险分类为 A 类。

2　行为风险因素

2.1　吸烟

吸烟有害健康，可能导致心血管疾病、慢性阻塞性肺疾病或肺癌等。根据《中国吸烟危害健康报告 2020》，我国吸烟人数超过 3 亿，其中以男性居多。目前，妇女孕期被动吸烟广泛存在，且情况较为严重。被动吸烟的危害也日益引起社会的广泛关注。

2.1.1　对妊娠的影响

（1）对男性生育的影响

主动（或）被动吸烟可能影响男性生精和内分泌功能，引起精液异常或性功能障碍，导致男性不育。吸烟与精子质量下降存在量效、时效关系，大量吸烟（日吸烟量超过 20 支）及长期吸烟（烟龄超过 10 年）可能是引起不育的重要原因。

（2）对女性生育的影响

吸烟可能会降低女性生育能力，表现为卵母细胞数量减少，性激素改变及绝经时间提前等。

妇女孕期主动吸烟和（或）被动吸烟会对母体和胎儿产生不利影响,增加自然流产、前置胎盘、胎盘早剥、胎儿宫内发育迟缓、早产、低出生体重、死胎死产、出生缺陷和新生儿死亡等发生的风险;还会影响胎儿心血管、神经、生殖等器官系统发育,增加婴儿猝死综合征的发病风险。

2.1.2 风险评估与咨询指导

计划怀孕夫妇应戒烟,避免环境烟草烟雾暴露,风险分类为A类。

2.2 饮酒

酒是含乙醇的饮品。乙醇别名酒精,是一种水溶性醇,主要通过胃肠系统吸收,其中90%在肝脏中代谢和分解。个体对乙醇浓度升高程度的耐受性存在较大差异,不当饮酒有害健康。大量饮用乙醇含量高的烈性酒易引起中毒,产生急性毒害作用,如中枢神经系统抑制作用、代谢异常等。长期饮酒可导致中毒性脑、周围神经、肝、心肌等病变以及营养不良,产生耐受性、依赖性和戒断综合征。

2.2.1 对妊娠的影响

（1）对男性生育的影响

长期饮酒可损害男性生殖系统,造成睾酮水平降低、睾丸损伤、诱发睾丸萎缩、不育和性欲降低、勃起功能障碍,以及男性生殖系统炎症等;导致精子数量减少、活力降低和精液质量下降。

（2）对女性生育的影响

女性长期或过量饮酒会引发卵巢功能减退、月经紊乱及生育力下降,孕期饮酒会显著增加自然流产、早产的发生风险。

(3) 对胎儿的影响

通过母体摄入的酒精可通过胎盘和血脑屏障,干扰胚胎的正常发育,导致胎儿宫内发育迟缓、死胎死产、出生缺陷(如先天性面部畸形)等。孕期酒精暴露还可导致胎儿酒精综合征(fetal alcohol syndrome,FAS),造成身体结构、神经发育、行为认知和精神健康等方面的损害。

2.2.2 风险评估与咨询指导

(1) 目前尚未明确孕前和孕期酒精摄入的安全阈值,无论男性还是女性,均建议在孕前和孕期完全戒酒。孕前停止饮酒 3 个月以上再准备怀孕。风险分类为 A 类。

(2) 若饮酒后怀孕,建议尽早咨询专科医生,评估风险。

2.3 饮食不均衡

饮食是健康的基础,长期饮食不均衡会导致营养健康问题,出现营养不足、营养过剩或营养比例失调等营养失衡情况,不利于计划怀孕夫妇的身体健康,对顺利妊娠及胎儿正常的生长发育有不良影响。

2.3.1 对妊娠的影响

(1) 对女性生育的影响

饮食不均衡可导致营养状况不良,影响女性生殖功能,表现为消瘦或肥胖、月经失调,妊娠等待时间延长、流产、妊娠期贫血、妊娠糖尿病、过期妊娠等,影响母体健康。

(2) 对胎儿的影响

饮食不均衡导致的营养状况不良不仅影响母体健康,还可能影响胎儿的生长发育,甚至导致出生缺陷的发生。

2.3.2 风险评估与咨询指导

(1)纠正不良饮食习惯,均衡饮食,遵循平衡膳食原则,保证营养素和能量摄入充足。风险分类为 A 类。

(2)调整饮食结构,合理搭配食物,摄入足够的蛋白质、碳水化合物、健康脂肪以及各种维生素和矿物质。建议增加蔬菜、水果、全谷类、豆类、坚果,以及海产品等食物的摄入,减少高油、高糖、高盐食物的摄入。

(3)关注叶酸、维生素 D、铁和锌等的摄入,多吃含铁丰富的食物,增加身体铁贮备;至少孕前三个月开始补充叶酸,降低子代神经管畸形和其他畸形的风险;必要时,适量补充营养素。

(4)孕期根据不同的状况进行膳食调整,使膳食中各种营养素和能量能满足孕妇和胎儿需要。

2.4 食生肉和密切接触猫、狗等动物

2.4.1 对妊娠的影响

孕期密切接触猫、狗等动物或食用未熟的肉类食品或奶制品会增加弓形虫感染风险,引起胎儿宫内感染,影响胎儿的发育,造成早产、流产、死胎或胎儿畸形等不良后果。

2.4.2 风险评估与咨询指导

注意个人卫生,做好预防措施,避免与猫、狗等动物的密切接触,不食用生肉和未加工成熟的肉食品。弓形虫感染者建议暂不怀孕,接受规范治疗并复查治愈后再怀孕。风险分类为 A 类。

第八节　社会心理风险因素

无论在孕前、孕期或产后,社会心理因素对女性和胎儿都有影响。怀孕对女性来说是一件从生理到心理都非常重大的事情,备孕过程中女性容易心理紧张不安。胎儿生活在母体环境中,会受到孕妇的心理情绪变化的影响。孕妇对分娩的恐惧心理可能导致难产,增加剖宫产概率。如果围孕期女性有社会心理风险因素,应寻找原因,积极干预。

1　年龄

年龄对生育力的影响已被广泛证实。一般认为女性 23～30 岁,男性 25～35 岁是最佳生育年龄。

1.1　对妊娠的影响

一般情况下,女性在 12～18 岁生殖系统发育,此时女性的生理、心理发育均未成熟,如果在这个时期妊娠,容易造成胚胎发育异常或者早产,对女性身体带来不利影响。低龄女性妊娠还容易出现多种妊娠期并发症,比如宫外孕、妊娠糖尿病、妊娠高血压等,增加不良围产结局和母婴死亡风险。

女性 35 岁后自然受孕能力下降,不孕率、流产率及子代出生缺陷(尤其非整倍体染色体病变)发生风险显著增加,且随着女性身体各器官的机能下降,妊娠高血压、妊娠糖尿病、胎盘早剥等妊娠合并症、妊娠并发症以及不良妊娠结局的发生风险也在不断增加。

1.2　风险评估与咨询指导

妊娠年龄≥35岁,风险分类为D类。对于年龄≥35岁的女性,建议在怀孕前进行健康状况评估,了解是否有慢性疾病、传染病、遗传性疾病等。特别是对于有慢性疾病如高血压、糖尿病的高龄妇女,需要在医生指导下进行疾病管理和用药调整。高龄孕妇可能会有更多的担忧和焦虑,因此保持积极的心态,减少心理压力也是非常重要的。

妊娠年龄<18岁,风险分类为A类。对于不满18岁的女性,建议暂缓妊娠。

2　压力因素

备孕过程中,夫妇双方的心理健康和身体健康都至关重要。

计划怀孕女性心理健康受多种因素影响,常见的心理压力因素有经济压力、人际关系压力、是否做好迎接新生命的准备以及对怀孕分娩过程中可能发生异常情况的紧张焦虑等。计划怀孕女性若对妊娠过程和必要的知识掌握不够全面清晰,会影响其孕前、孕期及分娩过程中的心理健康,进一步影响妊娠结局。

2.1　对妊娠的影响

孕前心理压力对妊娠的影响是多方面的,与个体的生活环境、社会经济状况、文化背景等因素有关。孕前心理压力与孕前保健行为呈负相关,意味着压力越大,可能越不利于孕前保健行为的实施,这可能会进一步影响妊娠结局。女性若长期承受很大压力或处于焦虑紧张的情绪之中,容易引起内分泌失调(表现为无排卵和(或)

月经周期紊乱等),可导致妊娠等待时间延长,甚至不孕。而不孕本身又会给女性带来巨大的心理压力,加上家庭、外部环境压力,往往使女性更加焦躁紧张,焦虑抑郁的情绪又会影响排卵或导致不孕,形成恶性循环。此外,孕前心理压力过大还可能会增加早产、胎儿发育迟缓、产后出血等不良妊娠结局的风险。

对于男性而言,心理压力可使男性出现性欲减退、勃起功能障碍、射精功能障碍等问题,也可能影响精液质量。

2.2 风险评估与咨询指导

(1)女性自我报告生活、工作、经济压力比较大或很大,自行调节可缓解,风险分类为 A 类。

(2)配偶及家庭积极帮助排解压力和不良情绪,必要时寻求医生的帮助。

(3)科学备孕,增加孕前知识储备,进行孕前优生健康检查,了解自身健康状况,缓解因孕育知识掌握不足带来的压力。

参考文献

［1］艾珊珊,何爱彬.先天性心脏病基础研究进展［J］.协和医学杂志,2021,
　　　12(3):291-297.

［2］陈孝平,汪建平,赵继宗.外科学［M］.9版.北京:人民卫生出版
　　　社,2018.

［3］陈子江,刘嘉茵,黄荷凤,等.不孕症诊断指南［J］.中华妇产科杂志,
　　　2019,54(8):505-511.

［4］程跃,彭弋峰,李石华(Philip S.Li).男性包皮外科［M］.北京:人民卫
　　　生出版社,2012.

［5］杜玲,刘云华.95例35岁以上妇女妊娠与分娩分析［J］.实用妇产科杂
　　　志,1999,15(3):138-139.

［6］冯杏琳,申华,葛瑶,等.唐氏综合征产前筛查与产前诊断及实验室质量
　　　控制［J］.中国优生与遗传杂志,2019,27(8):944-945.

［7］傅雅丽,查树伟,吕年青,等.一对非综合征型耳聋夫妇家系的遗传分析
　　　［J］.中国计划生育学杂志,2019,27(9):1249-1251.

［8］葛均波,徐永健,王辰.内科学［M］.9版.北京:人民卫生出版社,2018.

［9］戈旺.孕前优生:临床检验与风险评估［M］.昆明:云南科技出版
　　　社,2021.

［10］国家人口计生委.国家免费孕前优生健康检查项目试点工作技术服务

规范(试行).2010.

[11] 国家人口计生委科技司,全国计划生育生殖健康研究会.孕前优生健康检查风险评估指导手册:试用[M].北京:中国人口出版社,2013.

[12] 国家皮肤与免疫疾病临床医学研究中心,国家妇产疾病临床医学研究中心,中国风湿免疫病相关生殖及妊娠研究委员会,等.2022中国系统性红斑狼疮患者生殖与妊娠管理指南[J].中华内科杂志,2022,61(11):1184-1205.

[13] 黄丽丽,吴玉璘,林宁,等.江苏省部分地区孕前人群耳聋基因微阵列芯片筛查及遗传咨询[J].听力学及言语疾病杂志,2018,26(6):590-595.

[14] 黄淑晖,刘淮.妊娠合并类风湿性关节炎对母胎的影响及诊治[J].中国实用妇科与产科杂志,2016,32(10):939-942.

[15] 江帆.优生促进工程工作手册[M].北京:中国人口出版社,2009.

[16] 景秀.再生育风险评估与咨询指导实用手册[M].北京:人民卫生出版社,2018.

[17] 李宏军,黄宇烽.实用男科学[M].2版.北京:科学出版社,2015.

[18] 李静然,隋龙,吴瑞芳,等.外阴鳞状上皮内病变诊治专家共识[J].中国妇产科临床杂志,2020,21(4):441-445.

[19] 李力,刘小利,程蔚蔚,等.备孕保健专家共识(2023)[J].中国优生与遗传杂志,2023,31(9):1737-1743.

[20] 刘楠.妊娠合并贫血对妊娠结局的影响分析[J].中国实用医药,2020,15(8):63-65.

[21] 马用信,郭风劲.医学遗传学[M].3版.北京:科学出版社,2022.

[22] 马晓欣,向阳,狄文,等.卵巢囊肿诊治中国专家共识(2022年版)[J].中国实用妇科与产科杂志,2022,38(8):814-819.

［23］秦耕,朱丽萍,宋莉.孕产妇风险筛查评估与诊治管理教程［M］.北京：
人民卫生出版社,2019.

［24］秦绪颖,王瑞国,王稳,等.卵巢肿瘤良恶性风险评估方法学中国专家共
识(2024 年版)［J］.中国实用妇科与产科杂志,2024,40(3)：312-320.

［25］全国妇幼健康研究会.孕前优生健康检查风险评估指导手册：2014 版
［M］.北京：人民卫生出版社,2014.

［26］史梦雯,夏革清,孙宇.胎儿听力检测研究进展［J］.中华耳科学杂志,
2023,21(4)：591-595.

［27］王红梅,王谢桐.肾脏病史女性孕前保健［J］.中国实用妇科与产科杂
志,2018,34(12)：1342-1345.

［28］王蕾,杨娟,杨坡,等.胎儿患不同类型先天性心脏病孕妇孕前及孕早
期的危险因素分析［J］.中国计划生育学杂志,2023,31(9)：2120-
2126.

［29］吴申鹏,董婧,马旭,等.中国育龄女性体重过低、超重和肥胖的流行现
状及危险因素分析［J］.中华临床营养杂志,2022,30(2)：79-86.

［30］谢幸,孔北华,段涛.妇产科学［M］.9 版.北京：人民卫生出版社,2018.

［31］辛娟,黄丽燕,杨文方,等.孕期综合性筛查技术评估唐氏综合征风险
［J］.中国妇幼健康研究,2017,28(10)：1268-1271.

［32］徐继红,马旭.育龄妇女孕前心理压力状况及相关因素分析［J］.中国计
划生育学杂志,2014,22(8)：508-513.

［33］袁慧军,戴朴,刘玉和,等.遗传性非综合征型耳聋的临床实践指南［J］.
中华医学遗传学杂志,2020,37(3)：269-276.

［34］查树伟,许豪勤,吕年青,等.孕前耳聋基因筛查相关听力检查［J］.中国
医药指南,2016,14(31)：23-26.

［35］赵趣鸣,黄国英.先天性心脏病的早期发现、诊断和治疗原则［J］.中华

儿科杂志,2024,62(2):190-192.

[36] 郑佶祺,唐文佩.唐氏综合征的认知与筛查之路[J].中华围产医学杂志,2024,27(4):344-349.

[37] 中国超重/肥胖不孕不育患者体质量管理路径与流程专家共识编写组.中国超重/肥胖不孕不育患者体质量管理路径与流程专家共识[J].中华生殖与避孕杂志,2020,40(12):965-971.

[38] 中国优生科学协会生殖道疾病诊治分会,中国医师协会微无创医学专业委员会妇科肿瘤学组.子宫内膜息肉诊治中国专家共识:2022年版[J].中国实用妇科与产科杂志,2022,38(8):809-813.

[39] 中国医师协会妇产科医师分会,中华医学会妇产科学分会子宫内膜异位症协作组.子宫内膜异位症诊治指南:第三版[J].中华妇产科杂志,2021,56(12):812-824.

[40] 中国营养学会膳食指南修订专家委员会妇幼人群膳食指南修订专家工作组.备孕妇女膳食指南[J].中华围产医学杂志,2016,19(8):561-564.

[41] 中华医学会妇产科学分会产科学组.孕前和孕期保健指南(2018)[J].中华围产医学杂志,2018,21(3):145-152.

[42] 中华医学会妇产科学分会产科学组.早产临床防治指南(2024版)[J].中华妇产科杂志,2024,59(4):257-269.

[43] 中华医学会妇产科学分会感染性疾病协作组.盆腔炎症性疾病诊治规范:2019修订版[J].中华妇产科杂志,2019,54(7):433-437.

[44] 中华医学会风湿病学分会,国家皮肤与免疫疾病临床医学研究中心,中国系统性红斑狼疮研究协作组.2020中国系统性红斑狼疮诊疗指南[J].中华内科杂志,2020,59(3):172-185.

[45] 中华医学会内分泌学分会,中华中医药学会糖尿病分会,中国医师协会

外科医师分会肥胖和糖尿病外科医师委员会,等.基于临床的肥胖症多学科诊疗共识(2021 年版)[J].中华内分泌代谢杂志,2021,37(11)：959-972.

[46] 中华人民共和国国家卫生和计划生育委员会.成人体重判定：WS/T428—2013[S].北京：中国标准出版社,2013.

[47] 中华人民共和国国家卫生和计划生育委员会.职业性噪声聋的诊断：GBZ49-2014,2015.

[48] 中华医学会围产医学分会,中华医学会妇产科学分会产科学组.高龄妇女孕期管理专家共识[J].中华围产医学杂志,2024,27(6)：441-449.

[49] 中华医学会血液学分会红细胞疾病(贫血)学组.铁缺乏症和缺铁性贫血诊治和预防多学科专家共识：2022 年版[J].中华医学杂志,2022,102(41)：3246-3256.

[50] 自然流产诊治中国专家共识：2020 年版[J].中国实用妇科与产科杂志,2020,36(11)：1082-1090.

[51] 朱兰,王姝,郎景和.女性生殖器官畸形诊治的中国专家共识[J].中华妇产科杂志,2015,(10)：729-733.

[52] American College of Obstetricians and Gynecologists Committee on Health Care for Undeserved Women. ACOG committee opinion No. 343：Psychosocial risk factors：Perinatal screening and intervention[J]. Obstetrics and Gynecology, 2006, 108(2)：469-477.

[53] Darnaudéry M, Maccari S. Epigenetic programming of the stress response in male and female rats by prenatal restraint stress[J]. Brain Research Reviews, 2008, 57(2)：571-585.

[54] Fleishman J A, Zuvekas S H. Global self-rated mental health： Associations with other mental health measures and with role

163

参考文献

functioning[J]. Medical Care, 2007, 45(7): 602-609.

[55] Mawani F N, Gilmour H. Validation of self-rated mental health[J]. Health Reports, 2010, 21(3): 61-75.

国家免费孕前优生健康检查
项目管理工作规范
（2019 版）

一、项目目标

（一）总目标。在全国建立免费孕前优生健康检查制度，让每一对计划怀孕夫妇都能享受到免费孕前优生健康检查服务，有效降低出生缺陷发生风险，提高出生人口素质。

（二）年度目标。

1. 农村计划怀孕夫妇优生科学知识知晓率达到 80％以上；

2. 农村计划怀孕夫妇参加免费孕前优生健康检查的主动性和自觉性不断增强，目标人群覆盖率达到 80％以上；

3. 出生缺陷发生风险逐步降低，出生人口素质逐步提高。

二、项目对象和范围

（一）项目实施对象。享受国家免费孕前优生健康检查的目标人群应同时具备下列条件：

1. 符合生育政策并准备怀孕的夫妇,包括新婚夫妇、已婚待孕夫妇、准备生育二孩的夫妇及流动人口;

2. 夫妇至少一方为农业人口或界定为农村居民户口;

3. 夫妇至少一方具备本地户籍或夫妇双方非本地户籍但在本地居住半年以上。

鼓励各地积极争取地方财政支持,在本地区先行将目标人群扩大至城乡计划怀孕夫妇。

(二)项目实施范围。全国所有县(市、区)。

三、项目内容

(一)服务内容。为计划怀孕夫妇提供优生健康教育、病史询问、体格检查、临床实验室检查、影像学检查、风险评估、咨询指导、早孕及妊娠结局追踪随访等 19 项免费孕前优生健康检查服务。

具体服务内容详见《国家免费孕前优生健康检查项目试点工作技术服务规范(试行)》(国人口发〔2010〕31 号)。

(二)服务流程。

1. 目标人群确认。村级卫生计生专干收集辖区内符合条件的计划怀孕夫妇信息,提出名单,报乡级计生办审核、汇总。县级卫生健康部门对乡级计生办报送的计划怀孕夫妇名单核实确认后发放免费优生服务凭证。

2. 提供免费服务。县级协议服务机构为计划怀孕夫妇提供免费孕前优生检查服务。乡级妇幼保健计划生育服务机构(乡镇卫生院)配合县级协议服务机构开展健康教育、早孕随访和妊娠结局随访等相关工作。村级计划生育服务室和卫生室协助县乡级服务机构开展健康教育、宣传动员等工作。

符合条件的夫妇每孩次享受一次免费孕前优生健康检查。需要再次接受检查的,可在医生指导下自费接受孕前优生检查。符合条件的流动人口计划怀孕夫妇,原则上在现居住地接受检查,在现居住地结算,享受与户籍人口同等服务。

3. 信息收集管理。县、乡两级服务机构定期将孕前优生健康检查人数等技术服务数据报送县级卫生健康行政部门。县级卫生健康行政部门审核、汇总后,逐级上报相关数据至国家卫生健康委。

4. 经费结算。实行据实按例结算。各省(区、市)按照国家资金管理有关规定和要求,管好用好项目经费。

具体服务流程及相关要求详见《国家免费孕前优生健康检查项目试点工作技术服务规范(试行)》(国人口发〔2010〕31 号)。

四、项目组织实施

(一)组织领导。

1. 国家卫生健康委负责国家层面项目的组织管理,制订项目管理工作规范,统筹部署工作开展,组织开展宣传教育、人员培训、业务指导、质量控制等工作,对项目实施情况进行督导检查。

2. 地方各级卫生健康行政部门负责本地区项目的组织实施与管理,按照项目管理规定和有关要求制定具体实施方案,指导所辖项目地区加强组织领导,落实保障措施,健全工作制度,组织开展项目宣传、技术培训、信息报送、项目督导等工作,确保项目取得实效。各省(区、市)定期向国家卫生健康委报送项目进展情况。

3. 承担项目任务的医疗卫生机构及人员负责目标人群确认、

宣传动员、档案建立、健康教育、健康检查、评估指导、信息报送、随访管理等工作。

（二）实施条件要求。

1. 免费孕前优生健康检查各项服务由县级妇幼保健计划生育服务机构和其他同级医疗机构承担。县级卫生健康行政部门以公平竞争方式选择具备相应能力的免费孕前优生健康检查协议服务机构，并对其实施监督。

2. 免费服务具体流程、服务机构和人员要求及项目质量管理要求等详见《国家免费孕前优生健康检查项目试点工作技术服务规范（试行）》（国人口发〔2010〕31号）。城市地区免费孕前优生健康检查服务机构、流程及要求参照《国家卫生计生委办公厅关于积极推进国家免费孕前优生项目覆盖城镇居民的通知》（国卫办妇幼发〔2014〕25号）。

（三）经费保障和管理。

省级卫生健康行政部门、财政部门可根据本地出生缺陷高发病种，有针对性地增加服务内容，并结合实际合理确定检查经费结算标准。

五、项目考核指标

（一）绩效指标。免费孕前优生健康检查年度目标人群覆盖率。

（二）指标定义。当年某地区接受免费孕前优生健康检查的农村计划怀孕夫妇人数占当年应接受检查的农村计划怀孕夫妇人数的比例。

（三）测算公式。免费孕前优生健康检查年度目标人群覆盖率＝当年某地区接受免费孕前优生健康检查的农村计划怀孕夫妇人数/当年应接受免费孕前优生健康检查的农村计划怀孕夫妇人数×100%。

（四）指标评价。免费孕前优生健康检查年度目标人群覆盖率≥80%。

六、项目考核与评估

（一）各级卫生健康行政部门负责项目实施的监督管理和效果评估，按照项目工作规范和有关要求，定期组织开展监督检查、质量控制和技术指导，及时了解组织管理、执行进度、资金使用、质量控制、信息管理、相关知识知晓率、群众满意度等项目实施情况。

（二）根据项目绩效目标管理有关规定和要求，按照项目绩效目标对项目工作进行考核评估，确保各项任务落到实处，项目实施取得预期效果。各省级卫生健康行政部门按年度向国家卫生健康委报送项目总结。

附录二

孕前优生健康检查技术
服务记录册

县级服务机构：_____

乡级服务机构：_____

基 础 信 息

是否签署知情同意书：□女方签署　　　□男方签署　　　□双方签署

丈夫姓名_____　民族_____　出生年月_____　年龄____　文化程度_____

证件类型　□身份证　　　□军官证　　　□护照　　　□其他证件

证件号码　□□□□□□□□□□□□□□□□□□

职业　□农民 □工人 □服务业 □经商 □家务 □教师/公务员/职员 □其他

户口所在地属_____省_____市(州)_____县(市、区)_____乡(镇)__村(居)

户口性质　□农业户口(含界定为农村居民者)　　　□非农业户口

妻子姓名_____　民族_____　出生年月_____　年龄____　文化程度_____

证件类型　□身份证　　　□军官证　　　□护照　　　□其他证件

证件号码　□□□□□□□□□□□□□□□□□□

职业　□农民 □工人 □服务业 □经商 □家务 □教师/公务员/职员 □其他

户口所在地属_____省_____市(州)_____县(市、区)_____乡(镇)__村(居)

户口性质　□农业户口(含界定为农村居民者)　　　□非农业户口

妻子现住址_____省_____市(州)_____县(市、区)_____乡(镇)__村(居)

邮编_____　结婚时间_____　联系电话_____

填写日期：_____年____月____日　　　医师签名：_____

孕前检查表(妻子)

妻子一般情况

疾病史

是否患有或曾经患过以下疾病(可多选)

□否　　　　□贫血　　　　□高血压　　　　□心脏病

□糖尿病　　□癫痫　　　　□甲状腺疾病　　□慢性肾炎

□肿瘤　　　□结核　　　　□乙型肝炎

□淋病/梅毒/衣原体感染等　　□精神心理疾患等

是否患有出生缺陷,如先天畸形、遗传病等:

□无　□有,注明具体病名＿＿＿＿＿＿＿＿＿＿＿＿＿＿＿＿

是否有以下妇科疾病(可多选)

□否　□子宫附件炎症　□不孕不育症　□其他＿＿＿＿＿＿＿＿

用药史

目前是否服药

□否　□是　药物名称＿＿＿＿＿＿＿＿＿＿＿＿＿＿＿＿＿＿

是否注射过疫苗(可多选)

□否　□风疹疫苗　□乙肝疫苗　□其他＿＿＿＿＿＿＿＿＿＿

现用避孕措施或目前终止避孕者原避孕措施

□从未采用　□宫内节育器　□皮下埋植剂　□口服避孕药

□避孕套　　□外用药　　　□自然避孕　　□其他＿＿＿＿＿＿

避孕措施持续使用时间:__月,目前终止避孕者原避孕措施停用时间＿＿年__月

孕育史

初潮年龄____岁　　　　　末次月经_____年____月____日

月经周期是否规律　□否　□是(经期___天　周期___天)

月经量　　　□多　□中　□少

痛　经　　　□无　□轻　□重

是否曾经怀孕

　　　□无　□有：怀孕___次　活产___次（足月活产___次，早产___次）

是否有以下不良妊娠结局(可多选)

　　　□无　□死胎死产___次　□自然流产___次　□人工流产___次

　　　□其他(如异位妊娠等)___次

是否分娩过出生缺陷儿(如畸形儿、遗传病、唐氏综合征)

　　　□无　□是，病种_____详细情况_____

现有子女数___人　子女身体状况　□健康　□疾病，注明具体病名_____

家族史

夫妻是否近亲结婚

　　　□无　□是，请注明何种血缘关系_____

祖父母/外祖父母、父母两代家族内近亲结婚史

　　　□无　□是，请注明何种血缘关系_____

家族成员是否有人患以下疾病(可多选)

　　　□无　　　　　　□地中海贫血　　　□白化病　　　　□血友病

　　　□G6PD 缺乏症　□先天性心脏病　□唐氏综合征　　□糖尿病

　　　□先天性智力低下 □听力障碍(10 岁以内发生)

　　　□视力障碍(10 岁以内发生)　　　□新生儿或婴幼儿死亡

　　　□其他出生缺陷_____

　　　患者与本人关系_____

饮食营养、生活习惯、环境毒害物接触

是否进食肉、蛋类 　　　□否　　　□是

是否厌食蔬菜 　　　　　□否　　　□是

是否有食用生肉嗜好 　　□否　　　□是

是否吸烟 　　　　　　　□否　　　□是（每天____支）

是否存在被动吸烟 　　　□否　　　□偶尔

　　　　　　　　　　　　□经常（平均每天被动吸烟时间：____min）

是否饮酒 　　　　　　　□否　　　□偶尔　□经常（每天____mL）

是否使用可卡因等毒麻药品　□否　□是（请注明名称：_____）

是否口臭 　　　　　　　□否　　　□是

是否牙龈出血 　　　　　□否　　　□是

生活或工作环境中是否接触以下因素（可多选）

　　　□否　　□放射线　　□高温　　□噪声　　□有机溶剂（如新装修、油漆）

　　　□密切接触猫狗等家畜、宠物　　□振动　　□重金属（铅、汞等）　　□农药

　　　□其他_____

社会心理因素

是否感到生活/工作压力 　　□无　□很少　□有一点　□比较大　□很大

与亲友、同事的关系是否紧张 　□无　□很少　□有一点　□比较大　□很大

是否感到经济压力 　　　　　□无　□很少　□有一点　□比较大　□很大

是否做好怀孕准备 　　　　　□否　□是

其他（请描述）_____

检查日期：_____年___月___日　　　医师签名：_____

身高＿＿cm 体重＿＿kg 体重指数＿＿心率＿＿次/min 血压＿＿/＿＿mmHg

精神状态　　□正常　□异常(请描述)＿＿＿＿＿＿＿＿＿＿＿＿＿＿＿＿

智力　　　　□正常　□异常(□常识　□判断　□记忆　□计算)

五官　　　　□正常　□异常＿＿＿＿　特殊体态　□正常　□异常＿＿＿＿

特殊面容　　□正常　□异常＿＿＿＿　皮肤毛发　□正常　□异常＿＿＿＿

甲状腺　　　□正常　□异常＿＿＿＿　肺部　　　□正常　□异常＿＿＿＿

心脏节律是否整齐　□是　□否＿＿　心脏杂音　□无　　□有＿＿＿＿＿

肝、脾　　　□未触及□触及＿＿＿＿　四肢脊柱　□正常　□异常＿＿＿＿

其他(请描述)＿＿＿＿＿＿＿＿＿＿＿＿＿＿＿＿＿＿＿＿＿＿＿＿＿＿

检查日期：＿＿＿年＿＿月＿＿日　　医师签名：＿＿＿＿＿＿＿＿＿＿

第二性征　阴毛　□正常　　　□异常＿＿＿＿　乳房□正常　　□异常＿＿＿＿

妇科检查　外阴　□未见异常□异常＿＿＿＿　阴道□未见异常□异常＿＿＿＿

　　　　　分泌物□正常　　　□异常＿＿＿＿　宫颈□光滑　　□异常＿＿＿＿

子宫　　　大小　　　□正常　　□大　　□小

　　　　　活动　　　□好　　　□差

　　　　　包块　　　□无　　　□有＿＿＿＿＿＿＿＿＿＿

　　　　　双侧附件　□未见异常　□异常＿＿＿＿＿＿＿

其他(请描述)＿＿＿＿＿＿＿＿＿＿＿＿＿＿＿＿＿＿＿＿＿＿＿＿＿＿

检查日期：＿＿＿年＿＿月＿＿日　　医师签名：＿＿＿＿＿＿＿＿＿＿

妻子临床检查

（检验报告附后）

白带检查　线索细胞　　　□阴性　　□阳性　　□可疑

念珠菌感染　　□阴性　　□阳性　　□可疑

滴虫感染　　　□阴性　　□阳性　　□可疑

清洁度　　　　□Ⅰ　　　□Ⅱ　　　□Ⅲ　　　□Ⅳ

胺臭味实验　　□阴性　　□阳性

pH 值　　　　□＜4.5　　□≥4.5

淋球菌筛查　　□阴性　　□阳性　　□可疑

沙眼衣原体筛查　□阴性　□阳性　　□可疑

血细胞分析　Hb_____ g/L　RBC_____×10^{12}/L　PLT_____×10^{9}/L

WBC_____×10^{9}/L　N_____%　E_____%

B_____%　L_____%　M_____%

尿液常规检查　□未见异常　□异常_____

血型　　ABO　□A 型　　□B 型　　□AB 型　　□O 型

Rh　□阳性　　□阴性

血糖_____mmol/L

乙肝血清学检查　HBsAg　□阴性　　□阳性　　□可疑

HBsAb　□阴性　　□阳性　　□可疑

HBeAg　□阴性　　□阳性　　□可疑

HBeAb　□阴性　　□阳性　　□可疑

HBcAb　□阴性　　□阳性　　□可疑

肝肾功能检测　谷丙转氨酶（ALT）_____U/L　肌酐（Cr）_____umol/L

甲状腺功能检测　促甲状腺激素（TSH）_____ulU/ml

风疹病毒	IgG	□阴性	□阳性	□可疑
梅毒螺旋体筛查		□阴性	□阳性	□可疑
巨细胞病毒	IgG	□阴性	□阳性	□可疑
	IgM	□阴性	□阳性	□可疑
弓形体	IgG	□阴性	□阳性	□可疑
	IgM	□阴性	□阳性	□可疑

其他（请描述）_____

检查日期：_____年___月___日　　医师签名：_____

妇科 B 超检查

妇科 B 超检查　　□正常　　□异常　　□不能确定　　□拒检

异常描述_____

上传 B 超图像：

检查日期：_____年___月___日　　医师签名：_____

孕前检查表（丈夫）

丈夫一般情况

疾病史

是否患有或曾经患过以下疾病

☐否　　　　　☐贫血　　　　　☐高血压　　　　　☐心脏病

☐糖尿病　　　☐癫痫　　　　　☐甲状腺疾病　　　☐慢性肾炎

☐肿瘤　　　　☐结核　　　　　☐乙型肝炎

☐淋病/梅毒/衣原体感染等　　　☐精神心理疾患等

☐其他＿＿＿＿＿＿＿

是否患有出生缺陷,如先天畸形、遗传病等:

☐无　　☐有,注明具体病名＿＿＿＿＿＿＿＿＿＿＿＿＿＿＿＿＿＿＿

是否有以下男科疾病(可多选)

☐否　　☐睾丸炎、附睾炎　　☐精索静脉曲张　　☐不育症

☐其他＿＿＿＿＿＿＿＿＿＿＿＿＿＿＿＿＿＿＿＿＿＿＿＿＿

用药史

目前是否服药

☐否　　☐是,药物名称＿＿＿＿＿＿＿＿＿＿＿＿＿＿＿＿＿＿＿

是否注射过疫苗(可多选)

☐否　　☐乙肝疫苗　　☐其他＿＿＿＿＿＿＿＿＿＿＿＿＿＿＿

家族史

祖父母/外祖父母、父母两代家族内近亲结婚史

☐无　　☐是,请注明何种血缘关系＿＿＿＿＿＿＿＿＿＿＿＿＿＿

家族成员是否有人患以下疾病（可多选）

☐无 ☐地中海贫血 ☐白化病 ☐血友病

☐G6PD 缺乏症 ☐先天性心脏病 ☐唐氏综合症 ☐糖尿病

☐先天性智力低下 ☐听力障碍（10 岁以内发生）

☐视力障碍（10 岁以内发生） ☐新生儿或婴幼儿死亡

☐其他出生缺陷＿＿＿＿＿＿＿

患者与本人关系＿＿＿＿＿＿＿＿＿＿＿＿＿＿＿＿＿＿

饮食营养、生活习惯、环境毒害物接触

是否进食肉、蛋类 ☐否 ☐是

是否厌食蔬菜 ☐否 ☐是

是否有食用生肉嗜好 ☐否 ☐是

是否吸烟 ☐否 ☐是（每天＿＿支）

是否存在被动吸烟 ☐否 ☐偶尔

☐经常（平均每天被动吸烟时间：＿＿min）

是否饮酒 ☐否 ☐偶尔 ☐经常（每天＿＿mL）

是否使用可卡因等毒麻药品 ☐否 ☐是（请注明名称＿＿＿＿＿＿）

生活或工作环境中是否接触以下因素（可多选）

☐否 ☐放射线 ☐高温 ☐噪声 ☐有机溶剂（如新装修、油漆）

☐密切接触猫狗等家畜、宠物 ☐振动 ☐重金属（铅、汞等）

☐农药 ☐其他＿＿＿＿＿＿＿＿＿＿＿＿＿＿＿＿＿＿＿

社会心理因素

是否感到生活/工作压力 ☐无 ☐很少 ☐有一点 ☐比较大 ☐很大

与亲友、同事的关系是否紧张 ☐无 ☐很少 ☐有一点 ☐比较大 ☐很大

是否感到经济压力 ☐无 ☐很少 ☐有一点 ☐比较大 ☐很大

是否做好怀孕准备 ☐否 ☐是

其他（请描述）＿＿＿＿＿＿＿＿＿＿＿＿＿＿＿＿＿＿＿＿＿＿

询问日期：＿＿＿＿年＿＿月＿＿日 医师签名：＿＿＿＿＿＿＿＿＿＿＿＿

丈夫体格检查

身高____cm 体重____kg 体重指数____心率____次/min 血压____/____mmHg

精神状态　　□正常　□异常(请描述_____)

智力　　　　□正常　□异常(□常识　□判断　□记忆　□计算)

五官　　　　□正常　□异常_____　特殊体态　□正常　□异常_____

特殊面容　　□正常　□异常_____　皮肤毛发　□正常　□异常_____

甲状腺　　　□正常　□异常_____　肺部　　　□正常　□异常_____

心脏节律是否整齐　□是　□否____　心脏杂音　□无　　□有_____

肝、脾　　　□未触及　□触及_____　四肢脊柱　□正常　□异常_____

其他(请描述)_____

检查日期：_____年____月____日　　　医师签名：_____

第二性征　阴毛　　□正常　　　　□异常_____

　　　　　喉结　　□有　　　　　□无_____

男科检查　阴茎　　□未见异常　　□异常_____

　　　　　包皮　　□正常　　　　□过长　　　　□包茎

　　　　　睾丸　　□扪及　　　　体积(mL)左_____右_____

　　　　　　　　　□左侧未扪及　□右侧未扪及　□双侧未扪及

　　　　　附睾　　□正常　　　　□异常_____

　　　　　输精管　□未见异常　　□异常_____

　　　　　精索静脉曲张　□无　　□有(部位_____程度_____)

检查日期：_____年____月____日　　　医师签名：_____

丈夫临床检验

（检验报告附后）

血型　　　　　ABO　　□A 型　□B 型　□AB 型　□O 型

　　　　　　　Rh　　　□阳性　□阴性

尿液常规检查　□未见异常　□异常_____

梅毒螺旋体筛查　□阴性　□阳性　□可疑

乙肝血清学检查　HBsAg　□阴性　□阳性　□可疑

　　　　　　　　HBsAb　□阴性　□阳性　□可疑

　　　　　　　　HBeAg　□阴性　□阳性　□可疑

　　　　　　　　HBeAb　□阴性　□阳性　□可疑

　　　　　　　　HBcAb　□阴性　□阳性　□可疑

肝肾功能检测　谷丙转氨酶（ALT）_____U/L　肌酐（Cr）_____umol/L

其他（请描述）_____

检查日期：_____年____月____日　　医师签名：_____

其他检查

（各地自定检查内容）

主要结果：

孕前优生健康检查结果及评估建议告知书

妻子姓名＿＿＿＿＿＿ 年龄＿＿＿＿＿＿ 联系电话＿＿＿＿＿＿

丈夫姓名＿＿＿＿＿＿ 年龄＿＿＿＿＿＿ 联系电话＿＿＿＿＿＿

家庭住址＿＿＿省(区、市)＿＿＿县(区)＿＿＿乡(镇)＿＿＿村(居委会)

☐ 1. 在已接受的检查项目中,暂未发现夫妇双方存在对怀孕不利的风险因
素。建议定期接受健康教育与指导。

具体建议：＿＿＿＿＿＿＿＿＿＿＿＿＿＿＿＿＿＿＿＿＿＿＿＿

＿＿＿＿＿＿＿＿＿＿＿＿＿＿＿＿＿＿＿＿＿＿＿＿＿＿＿＿＿＿＿＿

＿＿＿＿＿＿＿＿＿＿＿＿＿＿＿＿＿＿＿＿＿＿＿＿＿＿＿＿＿＿＿＿

☐ 2. 夫妇仅一方(妻子/丈夫)接受检查评估。在已接受的检查项目中,暂
未发现存在对怀孕不利的风险因素。建议另一方(妻子/丈夫)尽快前
来接受孕前优生健康检查。

具体建议：＿＿＿＿＿＿＿＿＿＿＿＿＿＿＿＿＿＿＿＿＿＿＿＿

＿＿＿＿＿＿＿＿＿＿＿＿＿＿＿＿＿＿＿＿＿＿＿＿＿＿＿＿＿＿＿＿

＿＿＿＿＿＿＿＿＿＿＿＿＿＿＿＿＿＿＿＿＿＿＿＿＿＿＿＿＿＿＿＿

☐ 3. 在已接受的检查项目中,发现对怀孕不利的风险因素,建议进一步咨
询及查治。

具体发现及建议：＿＿＿＿＿＿＿＿＿＿＿＿＿＿＿＿＿＿＿＿＿

＿＿＿＿＿＿＿＿＿＿＿＿＿＿＿＿＿＿＿＿＿＿＿＿＿＿＿＿＿＿＿＿

＿＿＿＿＿＿＿＿＿＿＿＿＿＿＿＿＿＿＿＿＿＿＿＿＿＿＿＿＿＿＿＿

医师签名：＿＿＿＿＿＿＿＿＿ 日期＿＿＿年＿＿月＿＿日

受检人签名：妻子＿＿＿＿＿＿ 日期＿＿＿年＿＿月＿＿日

丈夫＿＿＿＿＿＿ 日期＿＿＿年＿＿月＿＿日

編号：＿＿＿＿＿＿

早孕随访记录表

（由县级保存）

姓名＿＿＿＿＿＿　年龄＿＿＿＿＿（周岁）　联系电话＿＿＿＿＿

家庭住址＿＿＿＿省(区、市)＿＿＿县(市、区)＿＿＿乡(镇、街)＿＿＿村(居委会)

随访机构＿＿＿＿县(市、区)＿＿＿乡(镇、街)

末次月经时间＿＿＿＿年＿＿＿月＿＿日

□末次月经日期是否准确　0否　　1是

□服用叶酸及开始时间　0未服用　1停经前至少3个月　2停经前1～2月　3停经后

□服用方法　0未服用　1规律服用　2不规律服用

□是否进食肉、蛋类　0否　　1是

□是否厌食蔬菜　0否　　1是

□丈夫有吸烟习惯,是否戒烟　0不吸烟　1是　2减少　3不变　4增加

□妇女本人有吸烟习惯,是否戒烟　0不吸烟　1是　2减少　3不变　4增加

□妇女本人有饮酒习惯,是否戒酒　0不饮酒　1是　2减少　3不变　4增加

□停经后是否接触下列有害因素　0否　1是(可多选,打√)

　　□猫、狗　　□农药　　□放射线　　□被动吸烟　　□其他

□停经后是否有下列症状或疾病　0否　1是(可多选,打√)

　　□阴道流血　□发热38.5℃以上　　□腹泻　　□腹痛

　　□流行性感冒　□病毒性肝炎　　□其他

□停经后是否用过药物　0否　　1是(请注明药物名称)＿＿＿＿＿＿

□确诊早孕机构

　　1本机构确诊

　　2转录其他机构确诊结果(□县级以上医疗保健机构　□县级以上计划生育服务机构　□乡镇卫生院　□乡级计划生育服务机构　□其他机构＿＿＿＿＿)

　　3其他情况＿＿＿＿＿＿＿

□尿妊娠试验结果　0未做　1阳性　2阴性　3可疑

□B超检查结果　0未做　1已妊娠　2未妊娠　3不能确定　4其他

　　　　　　如为不能确定或其他,请描述＿＿＿＿＿＿

对孕前优生健康检查的评价　0非常满意　1满意　2一般　3差　4非常差

日期：＿＿＿年＿＿月＿＿日　随访者签名：＿＿＿＿＿＿

妊娠结局记录表

（由县级保存）

姓名_____　　　年龄_____（周岁）　　联系电话_____

家庭住址_____省(区、市)_____县(市、区)_____乡(镇、街)_____村(居委会)

随访机构_____省(区、市)_____县(市、区)

□本次妊娠结局(可多选,只选一项或两项时从首格填写,后格空着):

　　1正常活产　2早产　3低出生体重　4出生缺陷(请填写《出生缺陷儿

　　登记表》)　5自然流产　6医学性人工流产　7治疗性引产　8异位妊

　　娠　9死胎死产　10其他_____

妊娠结局为1、2、3、4、7、9的继续填写以下内容:

□胎婴儿性别　1男　　2女　　　3两性畸形　　4不详

　　出生体重_____克

□是否为多胞胎　1是　2否

　　分娩日期_____年_____月_____日　分娩孕周_____周

　　分娩地点_____省(区、市)_____县(市、区)

□分娩机构　　　1医疗机构　　2家中　　3其他(请注明)_____

□分娩方式　　　1阴道顺产　　2阴道助产　　3剖宫产　　4其他_____

□婴儿42天内存活状况

　　0非活产　　　　1存活　　　　2出生后7天内死亡

　　3出生后8～28天内死亡　　4出生28天后死亡

如为多胞胎,请按此表再次填写婴儿情况。

日期：_____年___月___日　　随访者签名：_____

编号：_____

出生缺陷儿登记表
（由县级保存）

1. 患儿家庭情况

父亲　姓名_____　年龄____（周岁）　民族_____　身份证号_____
母亲　姓名_____　年龄____（周岁）　民族_____　身份证号_____
　　　孕次_____　产次_____　　　□常住地　1. 城镇　2. 乡村
现住址_____　邮编_____　联系电话_____

2. 患儿基本情况

出生日期____年___月___日
□性别　1 男　2 女　3 两性畸形　4 不详　出生孕周___（周)出生体重_____（克)
□胎儿数　1 单胎　2 双胎(同卵、异卵)　3 三胎以上(同卵、异卵)
□转归　1 存活　2 死胎死产　3 生后 7 天内死亡　4 生后 8～27 天死亡　5 生后 28～42 天以内死亡
诊断依据　□临床　□B 超　□尸解　□甲胎蛋白　□染色体　□其他
□畸形确诊时间　1 产前　2 产后 7 天内　3 产后 7 天以上

3. 出生缺陷诊断

01 无脑畸形 ……………………… □	16 并指左 ……………………… □
02 脊柱裂 ………………………… □	并指右 ……………………… □
03 脑膨出 ………………………… □	并趾左 ……………………… □
04 先天性脑积水 ………………… □	并趾右 ……………………… □
05 腭裂 …………………………… □	17 肢体短缩[包括缺指(趾)、裂手(足)] □
06 唇裂 …………………………… □	上肢左 ……………………… □
07 唇裂并腭裂 …………………… □	上肢右 ……………………… □
08 小耳(包括无耳) ……………… □	下肢左 ……………………… □
09 外耳其他畸形(小耳、无耳除外) … □	下肢右 ……………………… □
10 食道闭锁或狭窄 ……………… □	18 先天性膈疝 ………………… □
11 直肠肛门闭锁或狭窄(包括无肛) … □	19 脐膨出 ……………………… □
12 尿道下裂 ……………………… □	20 腹裂 ………………………… □
13 膀胱外翻 ……………………… □	21 联体双胎 …………………… □
14 左侧马蹄内翻足 ……………… □	22 唐氏综合征(21 - 三体综合征) …… □
右侧马蹄内翻足 ……………… □	23 先天性心脏病 ……………… □
15 左手多指 ……………………… □	24 其他 ………………………… □
右手多指 ……………………… □	请写明病名或详细描述：_____
左脚多趾 ……………………… □	_____
右脚多趾 ……………………… □	

4. 孕早期情况

患病情况	服药情况	接触农药及其他有害因素
□发烧(>38.5℃)	□磺胺类(名称：　　)	□农药(名称：　　　)
□风疹	□抗生素(名称：　　)	□射线(类型：　　　)
□巨细胞病毒	□避孕药(名称：　　)	□酗酒(　　两/日)
□肝炎(类型　　)	□镇静药(名称：　　)	□化学制剂(名称：　)
□其他	□其他	□其他

5. □诊断级别　(1)省级医院　(2)地市级医院　(3)区县级医院　(4)其他

填表人：_____　填表机构：_____　填表日期_____年___月___日

孕前优生健康检查服务指导手册

184

附录三

孕前优生健康检查技术
服务文书使用说明

《孕前优生健康检查技术服务记录册》、《孕前优生健康检查结果及评估建议告知书》、《早孕随访表》、《妊娠结局记录表》和《出生缺陷儿登记表》是孕前优生健康检查服务及随访的原始记录,应认真填写,填表要求及说明如下:

一、填写要求

(一)如实询问服务对象,开展相关医学检查和随访,依据结果认真填写相关表格,做到不错、不漏、不重。注意复查,认真核对,发现问题,及时更正。

(二)严格遵守保密原则,不得随意泄露服务对象个人信息及检查结果。

(三)一律用蓝色或黑色钢笔填写,要求书写认真,字迹工整清楚。

(四)填写出现笔误时,不要使用涂改液覆盖或用小刀刮除误填的文字或数字,更不要在误填的文字或数字上改写。正确方法应

采用红笔,在错误之处划平行的两横线以示删除,在上端写出正确的文字或数字。同时在旁边签名或盖章,写上日期。具体示意如下:

李＊＊　　2010.5.13

年龄　~~52~~　岁

（上方为25）

二、填写说明

（一）填写方法

1. 表中未提示多选的只能选一项。有序号选项的,请在题干前方小方格"□"内填写选项序号。

2. 表中提示可多选的,根据实际情况,请在所选内容前方小方格"□"内划"√"。若已选择"否",则不能同时选择其他选项。

3. 如选项有"____"需根据具体情况在划线上填写文字或数字。要求语言简洁明确,字迹清晰,不能使用杜撰字或同音字。

4. 检查医师签名:医师完成病史询问、体格检查、妇科和男科检查、妇科 B 超检查、临床检验、风险评估、早孕及妊娠结局随访等服务项目后,分别在各自完成的服务项目下端签名栏内签全名,不能采用盖章代替。

（二）相关问题

1. 孕前优生健康检查技术服务记录册

（1）首页

➤ 填写单位:填写提供孕前优生健康检查服务的县级和乡级服务机构名称。

➤ 出生年月:按公历填写。

➢ 文化程度：受检者受教育程度，如小学、初中、高中、大学、研究生等。

➢ 身份证号：受检者身份证号码，如为现役军人请填写士兵证或军官证号，并在号码前注明证件名称。

➢ 职业：受检者现从事的职业，如工人、农民等。如系无业或待业填"无"。

➢ 民族：受检者所属民族，如汉族、回族等。

➢ 户口性质：受检者的户口状况，如农业户口或非农业户口。农业户口包括界定为农村居民的服务对象。

➢ 妻子现住址：现住址与身份证地址不一致时，填写现居住地址。

➢ 邮编：现居住地邮政编码。

➢ 结婚时间：与现任配偶结婚具体时间。

➢ 联系电话：单位或家庭电话均可。

➢ 填写日期：填写询问"表1 基础信息"的日期。

（2）一般情况部分

➢ 用药史

避孕措施持续使用时间：对于目前采用避孕措施者，填写现用避孕措施持续使用的时间，以月计算；已终止避孕者，填写终止避孕前所采用避孕措施持续使用的时间，以月计算。从未采取避孕措施者应填写"无"。

停用时间：填写终止避孕者最后所采用某种避孕措施停用的具体时间，目前仍采取避孕措施和从未采取避孕措施者无需填写。

➢ 孕育史

如为原发性闭经在初潮年龄划线上填写"从未来月经"。

怀孕次数：指以往怀孕过的总次数。

活产次数：指新生儿娩出时有心跳、脉搏、呼吸等生命征象的所有分娩的总数。

早产次数：指孕满 28 周但不足 37 周的分娩次数。

死胎死产次数：指孕满 28 周及以上，胎死腹中或娩出时无呼吸、无心跳等生命征象的所有分娩的总数。

自然流产：妊娠不足 28 周，因自然因素而终止的妊娠。

人工流产：妊娠 28 周以内，因意外妊娠、优生或疾病等原因而采用手术方法终止的妊娠。

➤ 家族史

近亲结婚：近亲包括直系血亲和三代以内的旁系血亲。直系血亲指父母与子女，祖父母与孙子女、外祖父母与外孙子女之间的关系。三代以内的旁系血亲指同胞、叔（伯、姑）与侄（女）、舅（姨）与外甥（女）之间，表兄弟（妹）、堂兄弟（妹）之间的关系。

家庭成员患有某种特殊疾病：应注明患者与接受孕前优生健康检查对象的关系。

（3）体格检查部分

如发现异常应在相应横线上详细描述，但不能将疾病名称作为检查结果填写。

在体格检查中发现的特殊情况，若体检表中无相应栏目，请在"其他"栏内描述。

（4）临床检验部分

在临床检查中发现的特殊情况，若体检表中无相应栏目，请在"其他"栏内描述。

若受检者接受基本服务项目以外的其他检查内容,应将相应检查结果填写在"其他检查"下方框内。

将孕前优生健康检查各项检验报告单及其他特殊检查报告共同粘贴在"临床实验室及特殊检查检验报告粘贴处"栏内(电子档案未设置)。

2. 检查结果及医学建议告知书

(1)根据检查结果形成评估建议并在相应结果及建议前方小方格"□"上划"√"。

(2)应在"具体建议"后横线处简明扼要地填写咨询指导内容。咨询指导内容应为针对检查结果所进行的预防、治疗或其他医学措施建议以及针对受检者所提问题的解答。

3. 早孕随访记录表

(1)服用方法:每天坚持服用叶酸的选择"规律服用",其他情况均选择"不规律服用"。

(2)对孕前优生健康检查的评价:服务对象本人对其所接受孕前优生健康检查的满意程度。

4. 妊娠结局记录表

(1)本次妊娠结局

填写妊娠结局实际情况。可选择多个选项,请从左侧第一个"□"开始,顺序填写一个或多个妊娠结局。如存在未列出的妊娠结局,请在"其他"后横线处具体注明。

早产:指孕满 28 周但不足 37 周的分娩。

低出生体重:指胎儿出生体重小于 2 500 克。

出生缺陷:指婴儿出生前即已存在的身体结构、功能或代谢的异常。包括：无脑畸形、脊柱裂、脑膨出、先天性脑积水、腭裂、唇裂、唇裂并腭裂、小耳(包括无耳)、外耳其他畸形(小耳、无耳除外)、食道闭锁或狭窄、直肠肛门闭锁或狭窄(包括无肛)、尿道下裂、膀胱外翻、马蹄内翻足、多指(趾)、并指(趾)、肢体短缩(包括缺指(趾)、裂手(足))、先天性膈疝、脐膨出、腹裂、联体双胎、唐氏综合征(21-三体综合征)、先天性心脏病等。

自然流产：妊娠不足 28 周,因自然因素而终止的妊娠。

医学性人工流产：妊娠 14 周以内,因优生或疾病等原因而采用手术方法终止的妊娠。

治疗性引产：妊娠 14 周及以上,因优生或疾病等原因而采用手术方法终止的妊娠。

死胎死产：指孕满 28 周及以上,胎死腹中或娩出时无呼吸、无心跳等生命征象的分娩。

(2) 分娩孕周：指妊娠整周数。如妊娠 39 周 + 6 天,填为 39 周。

5. 出生缺陷儿登记表

(1) 根据实际情况填写或从医疗机构转录相关内容。

(2) 常住地：母亲常住县辖乡者属"乡村";其余属"城镇"(包括市辖区、街道、市辖镇、县辖镇)。

(3) 出生缺陷诊断：请在相应出生缺陷名称后面对应的"□"内划"√";如同一缺陷儿有多种缺陷,则在每种缺陷对应"□"内划"√";如有未列出的缺陷,请写出病名或详细描述其特征。

(4) 孕早期情况：孕早期指妊娠后最初 3 个月。如孕早期有患病、服药、接触农药及其他有害因素,则请在列出的病名、药名、农药及其他有害因素前面的"□"内划"√"，并请在括号内写出具体名称和接触时间。如有未列出的因素，则在"其他"栏注明。

（5）诊断级别：填写最终诊断出生缺陷儿的诊断机构的级别。

附录四

孕前优生健康教育核心信息

1. 什么是出生缺陷?

出生缺陷是指婴儿出生前发生的身体结构、功能或代谢异常,是导致早期流产、死胎、婴幼儿死亡和先天残疾的主要原因。

2. 为什么要做孕前优生健康检查?

孕前优生健康检查是在准备怀孕的人群中筛查出风险人群,给予健康文明生活方式的咨询指导,提供进一步的检查、诊断、治疗或者转诊指导等服务,有效降低出生缺陷发生风险,提高出生人口素质。

3. 孕前优生健康检查服务内容有哪些?

服务内容主要包括:优生健康教育、病史询问、体格检查、临床实验室检查、影像学检查、风险评估、咨询指导、早孕及妊娠结局追踪随访等19项。

4. 孕前优生健康检查最佳时间?

在计划怀孕前3~6个月参加孕前优生健康检查。

5. 孕前生理准备有哪些方面?

生理准备包括人体基本特征的认识,自身疾病的检查、治疗和预防。主要有：保持健康体重、预防贫血、控制慢性病、合理用药、及早发现精神疾患和谨防感染性疾病。

6. 孕前健康生活方式有哪些？

不吸烟、不饮酒、远离毒品和成瘾性药品、衣着宽松、保持良好卫生习惯、注意口腔卫生、避免电磁辐射、减少久坐行为、保持适量身体活动。

7. 孕前饮食要注意哪些方面？

防止过量补充维生素 A 和维生素 D，少吃高脂、高糖、高盐食物，不吃生食，少吃烟熏、腌制、酱制食品和含食品添加剂较多食品，少喝咖啡或含咖啡因的饮品和碳酸饮料。孕前女性需要特别注意补充铁、钙、碘、锌和叶酸。

8. 孕前环境要注意哪些方面？

避免接触有毒有害物质、废气、宠物、装修污染和微波辐射，尽量少用洗涤剂，保持居室通风，远离噪声。

9. 男女最佳生育年龄是多少岁？

一般认为女性 23～30 岁，男性 25～35 岁是最佳的生育年龄。从优生角度，男女都不宜超过 35 岁。

10. 为什么要做遗传咨询？

遗传咨询可以有效地帮助可能生育遗传缺陷孩子的夫妇，用较理想的办法减少和防止各种遗传性、先天性疾病患儿的出生。